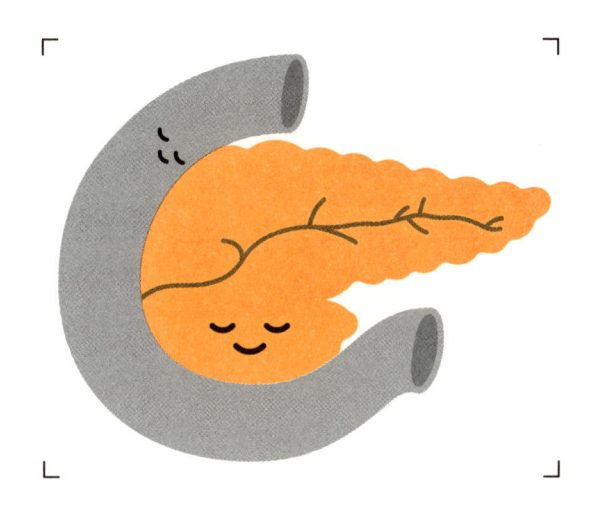

打工人胰腺养护指南

吴文铭 / 张靖承 —— 著

中信出版集团 | 北京

图书在版编目（CIP）数据

打工人胰腺养护指南/吴文铭，张靖承著.北京：
中信出版社，2025.8. --ISBN 978-7-5217-7760-4

I. R576-62

中国国家版本馆CIP数据核字第2025GB6934号

打工人胰腺养护指南

著者：吴文铭　张靖承
出版发行：中信出版集团股份有限公司
　　　　　（北京市朝阳区东三环北路27号嘉铭中心　邮编 100020）
承印者：三河市中晟雅豪印务有限公司

开本：880mm×1230mm 1/32　　印张：7　　字数：150千字
版次：2025年8月第1版　　　　印次：2025年8月第1次印刷
书号：ISBN 978-7-5217-7760-4
定价：65.00元

版权所有·侵权必究
如有印刷、装订问题，本公司负责调换。
服务热线：400-600-8099
投稿邮箱：author@citicpub.com

目 录

序 / III
引言　我们为什么要了解胰腺？ / VII

第一部分　胰腺的前世今生

第 1 章　揭开胰腺的神秘面纱 / 003
（一）人类胰腺的发现与探索史 / 003
（二）胰腺：从"双叶草"到重要腺体的奇妙旅程 / 018
（三）胰腺医学研究的发展 / 027

第 2 章　胰腺的一日生活 Vlog / 037
（一）坐落在"市中心"的"超级市场" / 037
（二）深入胰腺内部：成员多样化 / 047
（三）市场开始供货，城市开始苏醒 / 076

第二部分　胰腺的重重危机

第 3 章　胰腺为什么病了？ / 097

（一）急性胰腺炎：大水冲了龙王庙，自家人打自家人 / 098

（二）慢性胰腺炎：长期进展与肿瘤风险 / 105

（三）胰腺癌：令人闻风丧胆的"癌王"！ / 116

（四）胰腺神经内分泌肿瘤：神秘、复杂的"乌合之众" / 131

第 4 章　胰腺的"科学养生法" / 155

（一）酒虽好喝，可不要贪杯哦！ / 155

（二）饭后一支烟，赛过活神仙？ / 159

（三）饮食节律与胰腺功能：为什么马无夜草不肥？ / 162

（四）生酮饮食减肥靠谱吗？ / 165

（五）甜食与胰腺：看 GI 值选食物 / 169

（六）肥胖与胰腺：基础代谢率和日常食物热量计算法 / 174

（七）运动与胰腺：千里之行，始于足下 / 180

第 5 章　胰腺药物，你了解吗？ / 185

（一）降糖药：胰腺！挥鞭向前！ / 185

（二）胰酶："消化小能手"还有哪些隐藏技能？ / 189

（三）GLP-1 受体激动剂：闪耀的减肥明星，你了解它吗？ / 193

后记 / 201

参考文献 / 205

序

  人体中有许多名不见经传却承载着健康重任的器官，胰腺便是其中之一。它位于腹腔深处，宛如一位默默无闻的守护者，担负着消化食物和调节代谢的双重任务。然而，近年来各种胰腺疾病的发病率逐渐上升，成为影响人们生活的重要健康问题。虽然我们平时感觉不到这个"隐士"器官的存在，但是胰腺一旦患病，无论是炎症还是肿瘤，都会给患者带来巨大的痛苦，甚至危及生命。

  作为一名从事胰腺疾病诊治四十年的外科医生，在我的职业生涯中，无数病例深刻地印在我的脑海中。我见过因胰腺癌而痛苦不堪的患者，也见过因胰腺炎而饱受折磨的年轻人。他们的遭遇让我明白，胰腺疾病不仅仅是一个医学问题，更是一个涉及家庭、社会及人们生活质量的复杂命题。很多患者因为缺乏对胰腺疾病的了解，往往到了病情恶化时才意识到问题的严重性，这也让我更加确定普及胰腺健康知识的重要性。因此，当我得知这本旨在普及胰腺健康知识的书即将出版时，我感到无比欣慰，愿意为其作序。

本书的作者是在胰腺疾病研究领域拥有丰富经验的中青年专家。在书中，作者以深入浅出的方式，向我们讲述了胰腺的结构与功能，以及其在消化和内分泌系统中的关键作用。他们将复杂的医学原理转化为大众可以理解的知识，让每位读者都能轻松掌握这些信息，建立起对胰腺这个脏器的全面认识。

更为重要的是，书中详细地介绍了许多常见的胰腺疾病，如急性胰腺炎、慢性胰腺炎以及胰腺癌等。这些内容不仅涉及疾病的发生机制、临床表现，还深入探讨了预防和治疗的方法。这本书内容科学严谨，紧跟前沿，书中引用了大量权威医学期刊（如《柳叶刀》）的最新研究成果，并详细标注参考文献。同时，这本书也很注重实用性，为读者提供了一系列生活建议，包括健康的饮食习惯、定期的筛查指南等。这种实用性和亲和力，会让读者觉得医学不再遥不可及，而是能够融入我们的日常生活。

当然，在胰腺疾病的防治过程中，我们依然面临诸多挑战。一方面，胰腺疾病的病因复杂多样，早期症状往往不易识别，许多患者在发病初期未能得到及时的诊断和治疗。另一方面，随着医疗技术的不断进步，虽然我们的诊疗手段日趋丰富，但公众对胰腺健康的认知仍嫌不足。如何增强大众对胰腺健康的重视，以及如何确保每一个人都能及时获得准确的健康信息，这都是大众与临床医生在未来需要共同努力的方向。

我坚信，本书的出版将能够为公众提升对胰腺健康的认知铺平道路，帮助更多人提高对胰腺疾病的警戒意识，并促使他们采取积极的预防措施。它不仅是一本医学科普书，更是一份关于健康生活方式的倡议。希望每位读者都能够通过阅读，不仅了解胰腺疾病的基本知识和治疗方案，更学会在日常生活中践行健康的理念，从而改善自身及家人的健康状况。

赵玉沛

中华医学会会长、中国科学院院士、北京协和医院名誉院长

2025 年 5 月

引 言
我们为什么要了解胰腺？

胰腺，这个仅有约 15 厘米长的器官，横卧于胃与脊柱之间，掌握着人体的两大命脉——消化与代谢。它默默分泌胰液来分解和消化食物，又通过胰岛素调控血糖，堪称"隐形的生命工程师"。然而，这样一个关键器官，因位置隐蔽、症状隐匿，成为最易被大众忽视的健康盲区。

胰腺疾病往往悄无声息地潜伏，却可能在瞬间爆发致命的威力。急性胰腺炎发作时来势汹汹，重症急性胰腺炎更有死亡风险；慢性胰腺炎反复侵蚀，患者承受着极大的痛苦，病情也存在着从炎症发展为癌症的风险；胰腺癌早期症状容易与胃病混淆，许多患者确诊时已到晚期，生命之火已黯淡无光，医生回天乏术，亲者伤心无助。更令人警惕的是，现代生活方式——高脂饮食、酗酒、吸烟——正让这些疾病日渐增多。

胰腺疾病防治的关键在于"早"。如果我们能建立起对家族遗传疾病的防范意识，学会识别黄疸、无故消瘦、餐后腹痛等胰腺求救的信号，那么胰腺癌的早期诊断率将大幅提升；如果我们能节制饮食、定期进行健康筛查，那么慢性胰腺炎的恶化风险将大大降低。在这本书中，我们不仅介绍了从影像筛查、化验到基因检测等现代医疗技术的最新进展，更提供了一系列实用可行的日常护胰策略——低脂食谱、戒酒指南、减肥攻略、药物简介等，让健康管理变得有章可循。

尽管胰腺疾病凶猛如虎，但医学的进步正在不断地为我们改写命运。靶向药物如精准制导的导弹，直击癌细胞的要害；免疫疗法则激活了人体自身的防御系统，让癌细胞无处遁形；机器人手术更是突破了传统手术的局限，为胰腺疾病的治疗开辟了新天地。在这本书中，我们为你揭秘最新的临床研究与治疗突破，展现医学界攻克"癌王"的坚定决心和辉煌成果。这些内容不仅传递了希望，更提醒我们：科学认知是战胜疾病的第一道防线，是我们守护健康的有力武器。

胰腺的脆弱与坚韧，映射着现代生活的矛盾。它既能承受日复一日的高负荷工作，也会因暴饮暴食而"罢工"。通过了解胰腺，我们得以重新审视自身：如何平衡口腹之欲与健康？如何在快节奏的生活中守护生命节律？这本书不仅传授知识，更引导大家建立对身体的深层觉知，让你懂得如何更好地呵护自己。同时，胰腺研究过程中的历史趣事，也为你揭开了科学研究宏伟巨著中的一页，让你得以窥见历史先贤代代相传、为了解自身所付出的巨大努力。

　　健康从来不是抽象的命题，而是一个个日常选择的总和。翻开这本书，你将踏上一场关于胰腺的探索之旅，相信经过这趟旅途，你将收获的不仅是医学知识，还有对生命更深刻的认识与理解。

第一部分
胰腺的前世今生

第 1 章
揭开胰腺的神秘面纱

（一）人类胰腺的发现与探索史

1. 胰腺概念的建立

在远古的医学星空中，胰腺如同一颗神秘的星辰，等待着人类探索者的发现。

约公元前 3 世纪，伟大的希腊解剖学家和外科医生希罗菲卢斯勇敢地踏入了这片未知的领域。他被誉为"解剖学之父"，在埃及的亚历山大这个迅速崛起的文化中心，他与同事埃拉西斯特拉图斯为探索人体生理，经国王许可对罪犯进行活体解剖，这一行为在当时引发了巨大争议。尽管被某些人批评为残忍，甚至被称为"屠夫"，但希罗菲卢斯仍坚定地追求知识。

希罗菲卢斯不仅细致地描述了胰腺的形态，还赋予十二指肠"duodenum"（意为"12 个手指长"）之名。

有学者指出，"胰腺"一词最早出现在亚里士多德的《动物志》中，以"所谓的胰腺"形式提及，表明当时该词已暂被使用。传统上认为胰腺首先由希罗菲卢斯描述，但目前缺乏直接证据。

虽然希罗菲卢斯描述了胰腺，但他没有给这个器官命名。长期以来，胰腺都被认为是十二指肠的一部分。除了分泌液体，胰腺的其他功能也不被人们所关注。

目前已知的第一张胰腺图片是由意大利解剖学家巴尔托洛梅奥·欧斯塔基奥（约 1500—1574）制作的。欧斯塔基奥在《论解剖》一书中，描述了对犬类胰腺、十二指肠和胆总管的解剖观察。解剖学家维萨里也在《人体的构造》一书中进一步明确了胰腺的位置。

在希罗菲卢斯时代过去了 400 年后，另一位希腊解剖学家鲁弗斯首次全面论述胰腺的解剖结构并为其命名，将胰腺与其他器官明确区分。

2. 发现胰腺导管

1642 年，德国解剖学家约翰·乔治·维尔松（1589—1643）发现了胰腺导管（胰管）。

维尔松的这一著名发现是与他的老师韦斯林合作的结果，

这一发现说明他们具备超前的勇气和打破常规的探索精神。在 1642 年的春天，一个名叫维亚罗的年轻人因为谋杀罪被判处死刑，他的尸体成为维尔松的研究对象。

那是一个普通的 3 月 2 日，公开的解剖学尸检活动已经在 3 月 1 日结束——这是当时唯一的合法解剖途径。但维尔松没有停下探索的步伐。在圣弗朗西斯科医院，他私下里对维亚罗的尸体进行了深入的研究。正是这次私下的尸检，让维尔松有了一个惊人的发现：胰腺内具有导管。

也许你难以理解这个发现的重大意义。它不仅代表了对一根小导管的描述，在当时增加了人们对胰腺结构的了解，而且确立了胰腺作为分泌腺的作用，废除了先前的理论（如胰腺常被视为腹腔内软组织），让人们开始重新思考胰腺的功能和角色。这一发现对胃肠道生理学的研究产生了深远影响。

值得一提的是，胰腺导管的研究也激励了其他领域的研究和探索。维尔松的发现直接导致了托马斯·沃顿（1614—1673）在 1656 年发现下颌下腺管，以及尼尔斯·斯滕森（1638—1686）在 1662 年对腮腺管的重新发现，并引领了分泌生理学的新领域。

3. 十二指肠壶腹的发现

在 18 世纪的医学探索历程中，德国医学家阿布拉罕·法特（1684—1751）是一位不可忽视的研究者。他的贡献，特别是关于十二指肠壶腹的发现，对医学界产生了深远的影响。

法特的研究建立在前人成果的基础上。在回顾了50年前维尔松关于胰管的发现后，法特并没有停下脚步，而是继续深入探索。1711年，法特取得了一项重大突破：完整描述十二指肠壶腹这一微小但关键的结构。在此之前，医学界对于这一区域的认识相当有限。

这是一个形似小壶的结构，也被称为"肝胰壶腹"。它小巧玲珑，却十分重要。"壶口"连接着胆总管，这是肝脏产生的胆汁通往肠道的必经之路；而"壶腹"的另一端，则与胰管（胰腺导管）相连，胰管负责输送胰腺分泌的消化液。

这个小小的壶状结构，就像是肠道与胆道、胰腺之间的一个精密调控站。当食物进入十二指肠时，它会根据需要，适时地打开"壶口"，让胆汁和胰液顺畅流入，帮助分解食物中的脂肪、蛋白质和碳水化合物，确保营养素的充分吸收。同时，它还具备调节功能，防止消化液过度涌入，保护肠道免受刺激。

法特通过精确的观察和细致的描述，揭示了十二指肠壶腹的形态和结构特点。他不仅指出了其与周围组织的紧密联系，还特别提到了胆总管中的一个重要瓣膜，即今天所称的"海斯特瓣"（也称螺旋瓣）。该瓣膜的重要作用就是防止胆汁反流，这些发现为后来的医学研究提供了宝贵的资料和线索。

法特的贡献不仅仅在于他揭开了十二指肠壶腹的神秘面纱，更在于他的发现让人们对胆道系统和胰腺有了更深入的了解。他的工作为后续的消化病学和胰腺病学研究奠定了坚实的基础，推动了医学科学的进步。因此，十二指肠壶腹也被称为"法特壶腹"（以法特的名字命名）。

4. 胰胆管末端的"自动束带"——奥迪括约肌

时间回溯到 17 世纪中叶，解剖学界迎来了一位名叫弗朗西斯·格里森（1597—1677）的英国学者。虽然他的研究主要聚焦于胆管，但格里森敏锐地注意到了与之相邻的胰管。格里森的思考不仅仅停留在结构层面，他还尝试探索这些结构的潜在功能，这在当时无疑是前卫的。他怀疑有一个像束发带一样的结构，可以在末端调节管道的"松紧"。可惜的是，受限于当时的条件，格里森探索功能的实验没有得出突破性的结论。

岁月流转，两个世纪后的意大利，在佩鲁贾大学的实验室里，年轻学生鲁杰罗·奥迪（1864—1913）正准备揭开一个前所未有的秘密。当时年仅 23 岁的奥迪，在导师阿尼巴莱·马尔卡奇博士的指导下，对胆总管末端处的一种特殊结构产生了浓厚兴趣。他深入研究后发现了胆管末端的一种环形肌肉结构，即我们现在所知的括约肌，这正是格里森当年所怀疑却未能证实的。

奥迪的工作细致入微，他不仅通过显微镜观察了多种动物的这一结构，还使用了胭脂虫红染色和石蜡包埋技术，以确保观察的准确性。他发现，尽管这种括约肌在不同动物间存在差异，但其在控制胆汁流动方面的作用是共通的。奥迪意识到，这种括约肌的收缩与舒张，正是调节胆汁间歇性流入肠道的关键所在，这一发现填补了胆汁流动机制的一大空白。

更令人兴奋的是，奥迪还观察到胰腺导管开口处也存在类似的括约肌结构，这进一步证实了括约肌在调节消化液流动中的重要性。他提出，括约肌的异常收缩，可能是导致某些黄疸症状的原因之一，这一见解为理解相关疾病提供了新的视角。

奥迪的研究成果，不仅是对格里森工作的延续与超越，更是对医学界的重要贡献。他通过详尽的解剖学描述、生理学观察以及对括约肌功能的合理推测，构建了一个关于调控胆汁与胰腺分泌物流动的完整框架。经过时间的考验，这一框架已成为现代医学教科书中的经典内容。

奥迪将他的发现总结如下：

（1）在胆总管进入肠道的开口处存在一种特殊的括约肌。

（2）该括约肌由肌纤维组成，并且至少在一定程度上独立于肠道的肌层。

（3）该括约肌的功能可能是使胆汁间歇性流动，并控制胆汁流入肠道。

（4）在维尔松发现的胰腺导管开口处，同样存在这样的括约肌。

（5）这种括约肌机制为某些病理状况提供了解释，而这些原因之前在临床上未被识别。

5. 胰腺功能的百年探索（17世纪至18世纪中期）

在探索胰腺奥秘之旅中，对胰腺真正功能的揭示，是一场跨越时代的智慧接力。

起初，旧有的观念如同顽石，难以在短时间内被撼动。人们虽然知晓胰腺，却对其功能知之甚少。然而，随着物理、化学等基础学科的不断进步，科学家开始试着揭示它的功能。

在这场探索的浪潮中，来自哥本哈根著名解剖学家家族的年轻学者托马斯·巴托林（1616—1680）成为先行者。他在学生时代亲眼见证了维尔松对胰腺导管的发现，并在其书中结合当时对胃肠道功能的认知，探讨了胰腺的功能。他观察到胰腺导管与胆管相邻，有时甚至共享一个开口，这一发现为后来的研究者提供了重要的线索。

巴托林提出，胰腺能够自行分泌液体，这种液体并非来自脾脏，而是由胰腺本身产生。这一观点在当时无疑是革命性的，它挑战了人们对胰腺功能的传统认知。

真正将胰腺功能研究推向高潮的是法国医生弗朗西斯·西尔维乌斯（1614—1672）。他深受巴托林观点的影响，进一步推测胰液是在腺体中产生的，来源于血液和某种"动物精神"。西尔维乌斯认为，胰液只有与胆汁结合才能发挥作用，它们的混合物会在肠道中产生一种"沸腾"现象，帮助溶解食物，并将可吸收部分与不可吸收部分分离开来。

西尔维乌斯的这一理论，虽然带有一定的想象成分，但为后来的研究者提供了重要的启示。

西尔维乌斯有一个年轻的学生取得了从推测到实验观察的历史性飞跃。雷尼埃·德·格拉夫（1641—1673）在西尔维乌斯的激励下，于1663年进行了关于胰腺的著名实验。实验结果于1664年12月17日作为格拉夫的第一篇论文呈现。

格拉夫精心设计了一项实验。首先，他对一只狗进行了脾脏摘除术，这样做是为了消除脾脏对实验结果的可能干扰。两个月后，当狗的身体逐渐恢复时，格拉夫巧妙地建立了胰腺瘘管，这一创举使得他能够直接收集到胰液，从而对其进行深入研究。

实验的结果令人振奋：胰液是独一无二的，它并非来自脾脏。这一发现直接证实了巴托林的观点，为胰腺功能的独立性提供了有力证据。然而，格拉夫的实验目的并不仅限于此，他更希望验证自己的老师关于胰液和胆汁的"沸腾"理论，即消化是一个发酵过程。

为此，他小心翼翼地打开十二指肠，并用鹅毛管巧妙地插入胰腺导管。通过这种方法，他成功地收集到了纯净的胰液。他尝试将胰液与胆汁在体外混合，希望能重现那种神秘的"沸腾"

现象。遗憾的是，他的尝试并未成功。面对这一困境，格拉夫并没有轻易放弃，而是提出了一个大胆的假设：是身体的内部热量（"内在热量"）促进了这种沸腾。他认为，在生物体内，这种特殊的热量环境可能是实现消化过程中"沸腾"现象的关键。

虽然格拉夫的实验未能完全验证他老师的理论，但他的勇气和创新精神为后来的研究者树立了榜样。他的实验设计巧妙、逻辑严密，为胰腺功能的探索开辟了新的道路。

同一时期，瑞士医生约翰·康拉德·布伦纳（1653—1727）的研究同样引人注目。他通过一系列精心设计的实验，观察了胰腺切除和导管结扎后狗的变化。他切除了狗的胰腺的主要部分，保留了与十二指肠相连的部分，在某些情况下还结扎了胰管。

实验的结果令人震惊：尽管这些狗被切除了大部分的胰腺，但它们仍然能够吃喝、排泄正常，甚至有的狗在手术后还能活泼地跑动。然而，布伦纳也注意到了一些异常现象：所有接受胰腺切除手术的狗都表现出口渴，有的甚至出现了狂饮不止的情况。更令人惊奇的是，有几条狗在术后出现了类似糖尿病的症状，尽管这些症状只是暂时性的。

通过进行切除部分胰腺和胰管结扎的实验，布伦纳证明了胰腺对消化来说似乎不是一个不可或缺的器官；他的发现与西尔维乌斯的观点相悖。有人对布伦纳的结果表示怀疑，并继续教授西尔维乌斯的"沸腾"理论。

因此，1685年布伦纳决定进行一个新的实验。

在新的实验中，布伦纳只切除了一条猎犬的胰尾部分，结扎了其分支的胰腺导管，并结扎了剩余腺体部分的主导管，使胰液无法到达十二指肠。

手术完成后，布伦纳紧张地观察着猎犬的恢复情况。令人惊讶的是，尽管经历了如此重大的手术，猎犬却在短短几天内就恢复了活力。它饥饿地"要求"吃食物，它的伤口也愈合得非常好。不久之后，这只勇敢的猎犬甚至逃跑了，回到了主人的身边。

通过上述实验，布伦纳已经证明，至少在一定程度上，没有胰液也可以进行消化。但他并没有对胰腺的功能做出积极的结论。因此，他没有解决科学家同行们关于胰腺"用途"的许多分歧。

在整个18世纪，胰腺被认为是"最大的唾液腺"。尽管人们积极讨论，但胰腺的精确功能在18世纪结束时仍然基本上不为人知。正如阿尔布雷希特·冯·哈勒（1708—1777）在该世纪初所说的那样，他对胰腺的内分泌作用一无所知，"这种液体可能有多种功能，而这些功能尚未被充分了解"。

在这100多年的时间里，科学家尽管做了巨大的努力，但最后也只证明了：胰腺可以向消化道分泌独特的液体，可能与消化相关。

6. 胰酶的发现——胰腺功能研究的转机（19世纪上半叶）

1685年，勇敢的先行者、德国生理学家约翰·博恩（1640—1718）提出了一个大胆的假设：胰液能将食物转化为乳糜。这就像在黑暗的森林中点亮了一支火把，为后来的探险者指明了方向。

随着时间的流逝，1815年，亚历山大·马塞尔注意到乳糜中的乳化脂肪，这就像是发现了宝藏的第一道光芒。然而，真正的宝藏——胰液的消化功能——仍然隐藏在深邃的黑暗中。

直到19世纪上半叶，随着化学分析技术的飞速发展，胰液的秘密才开始逐渐被揭示。德国有机化学先驱利奥波德·格麦林（1788—1853）和德国解剖学家弗里德里希·蒂德曼（1781—1861）利用狗胰腺瘘管的研究，打开了通往真相的大门。他们惊奇地发现，胰液并非此前人们所认为的酸性物质，而是碱性的，并且含有蛋白质成分。

与此同时，法国科学家也进行了类似探索。他们收集到的胰液透明如水，流出时呈丝状，形似蛋清，并在水中缓慢扩散。通过研究，科学家发现这种液体带着明显的咸味，与唾液完全不同。进一步研究发现，胰液与"肠道内容物"（肠道中的部分消化食物）混合后，能促进肠道内蛋白质的吸收。但他们错误地归纳为，唾液主要消化蛋白质，而胰液消化淀粉（事实恰好相反）。不过，他们的工作将对胰腺功能的研究转向了以生物化学为基础的研究。

1834年，德国年轻医生约翰·尼波穆克·埃贝勒（1798—1834）发现了胰液的淀粉分解和脂肪乳化特性。他观察到胰液（实际上是胰腺组织研磨提取液）能够让脂肪维持稳定的乳化状态，并且淀粉暴露在这种液体中时会产生甜味，不再保留遇碘变蓝的特性。

　　1838年，捷克解剖学家、生理学家浦肯野（1787—1869）和S. 帕彭海姆共同发现，如果加入胰液和胆汁，脂肪不仅被乳化，还可以被分解。

　　随着时间的推移，研究者对胰液的了解越来越深入。1846年，法国生理学家克劳德·贝尔纳（1813—1878）在狗身上的实验中观察到，狗进食后肠系膜淋巴管充满白色淋巴液。1849—1856年间，他专注于胰腺研究，以犬类胰腺瘘管模型为中心，研究了胰液的消化活性，最终证明了胰液在消化过程中的关键作用：它能够将脂肪、蛋白质和淀粉分解成更小的分子，供身体吸收。

　　1856年，贝尔纳发表了一篇完整的著名论文《关于胰腺的研究》，内容包括解剖学研究、比较解剖学和生理学研究结果，结合了他的狗胰腺切除实验结果。他的研究不仅纠正了早期关于胰液功能的误解，也对消化过程的正确研究方向进行了归纳和总结。这时人们认识到的胰液功能，已经与当代认知类似。

7. 巴甫洛夫的狗——胰腺研究史的最后一块拼图

　　在19世纪末到20世纪初的医学领域，胰腺及其神秘的分泌物成为众多研究者关注的焦点。其中，伊万·彼得罗维奇·巴甫洛夫（1849—1936）的名字与这一研究紧密相连，他的发现不仅揭示了胰腺的秘密，还开启了消化生理学的新篇章。

1903年，在马德里的第十四届国际医学大会上，巴甫洛夫向全世界介绍了他的杰出发现：狗的条件反射与胃分泌之间竟有着奇妙的联系。仅仅一年后，这位俄国科学家就因其在消化生理学领域的卓越贡献荣获了诺贝尔生理学或医学奖。这不仅是对他个人的肯定，更是对整个研究领域的极大推动。

中学生物课本中对此有一些经典介绍，我们将更仔细地介绍这段历史。

巴甫洛夫与他的学生们对胰腺进行了深入细致的研究。他们发现，刺激迷走神经能够引发胰酶的分泌，但令人惊讶的是，这种刺激对胰液的总体流量影响甚微。为了更深入地探索胰腺的奥秘，巴甫洛夫独创了一种方法，成功创建了具备永久功能的外部胰腺瘘管，使得研究者能够长期观察和研究胰腺的功能，甚至有机会收集到纯净的胰液。

随后，巴甫洛夫的团队对胰腺的神经支配机制进行了深入研究，他们使用了迷走神经切断术、电神经刺激和疼痛刺激等多种方法。通过这些实验，他们证实了刺激迷走神经确实能够增加胰液的流量。

与此同时，巴甫洛夫的学生也在各自的研究领域取得了显著进展。尼古拉·彼得罗维奇·舍波夫尼科夫在他的论文中揭示了一个令人惊奇的发现：胰液中的胰蛋白酶原本并无活性，直到它与十二指肠分泌的液体相遇，后者如同一把钥匙，激活了胰蛋白酶。巴甫洛夫将肠激酶形象地称为"酶的激活因子"，这一发现无疑为酶的研究开辟了新的道路。

另一个学生多林斯基则对促胰液素的效果进行了深入的探索。他在1894年报告说，当盐酸被引入肠道时，胰液的分泌似乎受到了刺激。然而，最初巴甫洛夫对这一观察结果产生了误解，他认为这是一种胰腺的反射神经刺激。尽管后来巴甫洛夫强烈否认了盐酸可能通过血液作用于胰腺的观点，但这一发现仍然为激素与胰腺功能之间的联系埋下了伏笔。不久之后，巴甫洛夫的另一个学生波皮耶尔斯基发现了一种奇特的现象：当盐酸被注入回肠时，它刺激的胰腺分泌物并不能通过切断迷走神经来消除。他猜测可能存在一个"分泌神经中心"，以及十二指肠黏膜和胰腺分泌细胞之间的一条短的反射弧。

而在遥远的伦敦，英国生物学家威廉·马多克·贝利斯（1860—1924）和欧内斯特·亨利·斯塔林（1866—1927）也在进行着胰腺相关的研究。他们似乎并不知道多林斯基的研究，却重复并扩展了他的实验。在一条被麻醉的狗身上，他们巧妙地创建了一个闭合的回肠环，肠的神经供应被完全切断了。然后，他们将稀盐酸溶液引入正常的十二指肠，并观察到胰液的流量因此受到了刺激。即使他们切断了肠神经，胰腺也还是会继续分泌液体。这让他们意识到，除了神经，还有一种叫作激素的东西在控制着胰腺。这一发现首次证明了激素机制的存在。

为了进一步研究这种激素的来源和作用，贝利斯和斯塔林进行了一系列精心的实验。他们切除一段回肠，用沙子和稀盐酸摩擦其黏膜，过滤液体并将其注入动物的颈静脉。结果令人震惊：胰液的流量比之前实验中观察到的要大得多！他们发现，除了十二指肠和回肠黏膜，体内没有其他部位含有这种激素。这种激素的注射还导致胆汁流量增加。回想起过去将胰腺视为"腹部唾液腺"的日子，他们测试了这种提取物对唾液腺液体流量的影响。然而，他们并没有检测到它对唾液流量的刺激。这些实验奠定了"激素理论"的基础，贝利斯和斯塔林将这种激素命名为"促胰液素"，它成为第一种被识别的激素。

多年来，促胰液素一直是唯一被证实的消化激素。然而，随着研究的深入，更多的激素被逐渐发现。1928—1929年，美国生理学家安德鲁·艾威和埃里克·奥尔伯格发现了第二种从十二指肠和肠道黏膜释放的激素——胆囊收缩素。它被证明不仅能刺激胆囊收缩，还能增加胰腺对消化酶的分泌。

而在1943年，A. A. 哈珀和H. S. 拉珀观察到食物使得胰腺的分泌受到刺激，但胰液的总体积流量并没有增加。这个实验让他们推测存在一种名为"促胰酶素"的激素。令人惊讶的是，20世纪60年代，瑞典生物化学家约翰·埃里克·约普斯和维克多·穆特分离并纯化了胆囊收缩素，并发现其化学结构与"促胰酶素"完全相同！这一发现揭示了激素之间的奇妙联系和复杂性。

随后，其他的一些肠道和胰腺激素也在探索中陆续被发现。其中一些，如神经降压素（于1973年发现）、血管活性肠肽（于1970年发现）对胰腺外分泌物有轻微的刺激作用；而胰高血糖素（于1959年发现）、生长抑素（于1973年发现）和胰多肽（于1968年发现）则具有抑制作用。

胰腺研究史是一部不断发现与探索的历史。从最初的解剖学研究到胰腺功能的研究，再到胰腺神经-内分泌调节机制，我们对胰腺的认识不断加深。科学家前赴后继，如同繁星点点照亮了道路。你是不是没有想到，这么一个小小的器官，生物课本上的短短一两句话，竟是经过先贤数百年的努力才得以验证的结论。这正是科学的魅力，我们每个人都站在巨人的肩膀上。

（二）胰腺：从"双叶草"到重要腺体的奇妙旅程

"pancreas"（胰腺）一词源于希腊词根"pan"（意为"全部"）和"creas"（意为"肉"）。

人体中的胰腺是一个重70~150克，长15~25厘米的器官。它通过十二指肠壶腹与十二指肠相连，主胰管与胆总管在此汇合。你知道吗？这个长条形的重要器官，从一个小小的肉芽开始，像植物一样生长、抽芽，最后才成长为具有重要功能的胰腺。

1. 胰腺:"祥云"与"双叶草"

胰腺的形状有点儿像一朵祥云,柔软而富有弹性。但你可能不知道,它最初的形态更像是要长成一株双叶草。

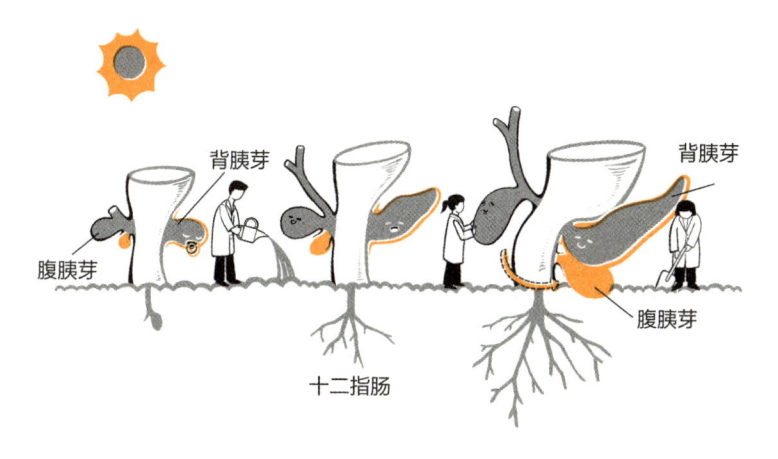

图 1-1 胰腺:"祥云"与"双叶草"

胰腺的起源可以追溯到胚胎发育的早期阶段。在那个时候,它就像是一粒小小的种子,埋藏在十二指肠两侧的土壤中。随着时间的推移,这粒种子开始发芽,长出了两个嫩绿的芽尖——腹胰芽和背胰芽。腹胰芽紧贴着肝脏生长,而背胰芽则在肠道的另一侧悄然展开。

如果这两个芽尖就这样各自为政地生长下去,胰腺最终可能会变成两片分离的叶子,一大一小,分别夹在肠道的两侧。但生命的奥秘就在于它的多变和不可预测。在发育的过程中,胃和十二指肠进行了一次奇妙的旋转，就像舞台上的舞者在旋转中交换了位置。这次旋转使得腹胰芽和背胰芽得以相遇并紧密融合，让原始的胰腺呈现出祥云的形状。

融合后的腹胰芽和背胰芽不再是独立的个体，它们相互交织、共同成长。腹胰芽形成了胰头的后部，也就是我们常说的钩突部分；而背胰芽则发展成了胰腺的远端部分，包括胰体和胰尾。这两部分相互连接，扎根在人体的深处。

腹胰管和背胰管的远端部分融合在一起，形成了一条主胰管，这条管道就像是胰腺的"主干线"，负责将胰液输送到十二指肠。而背胰管的近端部分则变成了一个小的附属物。通过这样的发育过程，胰腺的位置最终从肠道的两侧变动到十二指肠的左侧，两个"叶片"叠加的部分构成了胰头的大部分区域，而背胰芽则延伸形成了胰体和胰尾。这样的形态变化不仅使胰腺能够更好地适应其在人体内的位置和功能需求，也为我们提供了一个了解器官发育的绝佳范例。

2. 细胞安家落户与功能分化

在生命奥秘的剧场中，胰腺的发育过程堪称一场精彩的演变大戏。它不仅仅是形态变化的展示，更是一次功能与特性逐步分化、完善的奇妙旅程。胰腺，这个深藏在我们身体内部的器官，其构造之复杂、功能之多样，令人不禁对大自然的鬼斧神工感到惊叹。

胰腺就像是一个自给自足的微型"城市"，既有外分泌部这些勤勤恳恳的"工人"，负责生产并输送消化酶；又有内分泌部那些精妙的"调控中心"，通过分泌激素来维持身体的稳态。而这一切，都在胰腺的发育过程中逐步成形、完善。

外分泌胰腺，这个由无数腺泡组成的小叶状分支腺体，就像是一片生机勃勃的"工业区"。每一个腺泡都如同一个独立的"工厂"，内部的生产线——分泌细胞正夜以继日地工作着。它们紧密排列，形成金字塔形的结构，仿佛是为了更高效地合作与生产。在这些"工厂"中，消化酶颗粒被源源不断地制造出来，它们就像是胰腺的"特产"，等待着被派往身体的各个角落。

消化酶种类繁多，功能各异。蛋白酶专攻蛋白质，将其分解为氨基酸；淀粉酶对付碳水化合物，将它们变成简单的糖类；脂肪酶和核酸酶则分别负责分解脂肪和核酸。这些酶类就如同胰腺派出的"消化特种部队"，在我们摄入食物后迅速出动，将食物中的大分子物质一一拆解，使其变成身体容易吸收的小分子营养素。它们的工作虽然默默无闻，却是人体能够获取能量的重要环节。

而胰腺的内分泌部，则更像是这座城市的市中心。胰岛，也被称为朗格汉斯岛，这些散布在外分泌组织中的细胞团就像是市中心的建筑群。虽然它们不如外分泌部那样庞大，但其功能同样重要。在这里，4种类型的内分泌细胞各司其职，通过分泌不同的激素来调节人体的生理功能。

胰岛β细胞就像是胰腺内分泌部的明星，它们分泌的胰岛素对于维持血糖水平的稳定至关重要。当血糖升高时，胰岛素迅速出动，帮助身体细胞吸收葡萄糖，将其转化为能量。

　　胰岛α细胞则像是β细胞的对立面，它们分泌的胰高血糖素能够在血糖过低时迅速提升血糖浓度，确保身体的能量供应不断。

　　虽然胰岛δ细胞和胰岛PP细胞不如β细胞和α细胞那样广为人知，但它们的作用同样不可忽视。δ细胞分泌的生长抑素能够调节其他激素的分泌，确保身体的内分泌系统处于平衡状态；而PP细胞分泌的胰多肽则参与消化和代谢过程，帮助身体更好地利用各种营养素。

　　虽然这些内分泌细胞数量不多，但它们对于维持身体的稳态发挥着举足轻重的作用。它们就像是胰腺内分泌部的守护者，时刻关注着身体的各种变化，通过分泌不同的激素来应对各种挑战。正是有了它们的存在，我们的身体才能够在各种不同的情况下保持平衡和稳定。

　　这些内分泌细胞的功能将在后续的内容中详细阐述。它们通过分泌不同的激素来调节人体的代谢和生理功能，确保我们的身体能够在各种不同的情况下保持平衡和稳定。

3. 小鼠模型与胰腺发育探索

　　作为科学家，直接研究人体胚胎显然是不符合伦理的。幸运的是，我们可以借助科学之友——小鼠来探索胰腺的发育过程。

小鼠作为一种常用的实验动物模型，在生物医学研究中发挥着举足轻重的作用。

通过仔细研究小鼠的胰腺发育过程，科学家发现了一些有趣的现象。在人体上，我们使用头、颈、体和尾等术语来指定器官从近到远的区域，而啮齿动物胰腺的形状则不太明确。随着肉芽的生长，它们迅速形成新的突起，进而形成高度分支的结构。这些结构最终构成了金字塔状的团簇样胰腺腺泡。当小鼠胚胎发育到大约14.5天时，腺泡和胰管就成为组织学上可区分的结构。这意味着在这个时期，胰腺已经开始形成具有特定功能的组织结构。

在胰腺发育过程中，可以检测到各种终末分化产物。大约在小鼠胚胎发育到15天时，就可以通过免疫染色检测到淀粉酶的存在。淀粉酶是一种重要的消化酶，它能够将淀粉分解成简单的糖类物质供人体吸收利用。这也意味着在小鼠还未出生之时，胰腺就已经做好了消化食物的准备工作。

此外，在小鼠胚胎形成的最早阶段，就可以在形成的胰腺中检测到内分泌细胞的存在。当胚胎发育到15.5天时，它们已经占据了细胞总数的约10%。到了妊娠末期（约在小鼠胚胎发育到18.5天时），胰岛结构才形成。胰岛是内分泌细胞的主要组织形式，在调节血糖平衡等方面发挥着重要作用。

小鼠模型为我们了解人类胰腺的发育过程提供了参考。通过对小鼠胰腺发育模型的研究和探索，科学家发现了许多调控胰腺发育的基因和机制。

通过基因层面的进一步深入探索，科学家在研究中发现了同源异型基因的存在。这类基因在生物界中广泛存在，从果蝇到人类的基因组都能找到它们的身影。它们的主要功能是控制生物体的生长和发育。

你可以简单地将同源异型基因理解为一种"指导手册"，它告诉来源于同一个受精卵的不同细胞将来要分别成为什么样的细胞。涉及胰腺发育的这个基因被称为 *PDX1* 基因，受这个基因影响的细胞将来可能要发育成胰腺。如果在胚胎阶段敲除这个基因，那么长成的个体不会发育出胰腺。

科学家猜测，在胚胎起源阶段，其他类似的胃肠道细胞如果被 *PDX1* 基因影响，可能就会慢慢发育成胰腺的样子，也就形成了异位的胰腺。这为我们理解异位胰腺的形成机制提供了新的视角和思路，同时也展示了基因与器官发育之间复杂而精妙的联系。

一个仅由数百个碱基对组成的小小染色体片段，却可以决定人体组织发育的走向，这真的非常令人着迷！如果你能破译其中的奥秘，是不是就可以控制人体的发育和成长呢？当然这只是一个大胆的设想，但科学的魅力就在于它不断挑战我们的认知边界并带领我们探索未知的世界。你也可以通过这个小例子，窥见壮阔而神秘的生物学领域一角。

4. 胰腺发育的多样性与异位胰腺的发现

读到这里，你可能会产生一些思考：胰腺的发育是一开始就注定的吗？它的位置一定在此处吗？

恭喜你，你具有非常厉害的科学家视角和科学才能！

在医学研究领域中，医生们曾经偶然发现了异位胰腺这一现象。它们就像是胰腺中的流浪者，离开了原本的位置，在身体的其他地方扎根生长。在大约2%的尸检报告中，医生发现了这些不在正常位置的胰腺组织。它们最常见于胃、十二指肠、空肠、回肠和胆囊等部位，仿佛在这些地方找到了新的家园。

虽然这些异位胰腺很小，但它们的存在引起了医生的极大兴趣。进一步的研究发现，这些异位胰腺通常有导管开口于肠腔。这一发现强烈提示我们，它们是通过原位分化产生的，而不是胰腺细胞迁移而来。这就像是在身体的不同部位，由于基因的特殊表达，产生了其他的"胰芽"，虽然它们离开了原本的位置，但这些细胞仍然保留着胰腺的特性和功能。

然而，值得注意的是，异位胰腺并不会出现在身体的其他部位。这可能是因为胃、肠和胆管的表观遗传密码比任何其他组织更接近胰腺。从胚胎学的角度看，这是非常合理的，因为胃、肠、胆管和胰腺都是由附近的内胚层上皮组织衍生而来的组织。

对于胰腺发育过程的了解，不仅让我们对生命的奥秘有了更深入的认识，还有助于我们理解一些先天的胰腺疾病。比如胰腺缺如（先天性胰腺组织缺失）、环状胰腺等。环状胰腺是一种罕见的先天性发育畸形，病人的胰腺组织呈现出环状结构，部分或完全包绕十二指肠第一段或第二段，导致肠腔狭窄。这一现象于1818年由弗里德里希·蒂德曼首先在尸检中发现，而后在1862年由安东·埃克首次报告。迄今为止，世界文献中仅有300余例报告，可见其罕见程度。

科学家对环状胰腺的形成提出多种理论。一种理论认为，在胚胎发育折叠过程中，"双叶草"未能随十二指肠的旋转完全融合，从而对十二指肠产生了包绕。另一种理论则认为，由于腹侧与背侧的胰芽同时肥大，因此形成环状胰腺，并将十二指肠第二段完全或部分围住，造成梗阻。这些理论为我们揭示了胰腺发育过程中的复杂性和多样性。

此外，如果在胚胎发育时期相关基因表达受到抑制，就可能造成新生儿胰腺发育不全，甚至无胰腺。这一现象提醒我们，胚胎发育的精确调控对于正常生物体的形成至关重要，微小的变化也可能对发育过程产生重要影响。

5. 胰腺发育研究新阶段

随着科学的进步，当代科学家对于胰腺发育的研究进入了新的阶段。通过研究胚胎学，科学家提出了"肝-胆-胰同源发育"的理论。2021年，科学家在小鼠模型中，利用计算模型和小鼠遗传学方法，发现了有潜力产生肝脏-胰腺-胆管细胞谱系的多能干细胞在胚胎发育中持续存在。[1]这意味着部分干细胞可以被诱导调控，发育成不同的器官。它们的这种潜力可能在未来用于再生医学。

胰腺具有很强的"忍辱负重"的特性，即使切除比例高达90%的大鼠胰腺，也不会严重影响动物的生长速度，该大鼠可以继续存活。在人类身上，胰腺疾病也往往在病入膏肓之时，才会表现出较为明显的症状，所以许多胰腺疾病的患者起病之时往往胰腺功能已经无以为继。

胰腺的再生能力较差，在手术切除部分胰腺后，无法恢复原有的体积和功能，康复过程也十分有限。也许未来，医生和科学家可以利用基因编辑技术将细胞重塑，为手术切除胰腺之后的患者诱导再生新的胰腺和胰岛，帮助患者控制症状。

（三）胰腺医学研究的发展

1. 糖尿病与胰腺

人类对疾病的探索始于对症状的观察，而往往得益于对人体自身了解的加深与时代技术的进步，这使得医生和科学家能够将症状归因于器官、激素甚至是基因的改变，深入理解疾病发生的机制，从而找出治疗疾病的方法。这一点，我们可以从对胰腺疾病的研究中窥见一斑。

在古老的岁月里，人类对疾病的认知如同在暗夜中摸索。每当有人被疾病困扰时，医生只能凭借有限的医术和直觉，尝试寻找病因和治疗之道。糖尿病这种古老的疾病，便是其中之一。它的历史可以追溯到约公元前1550年的古埃及时代，那时的人们已经注意到了多饮、多尿的症状，并将其记录在纸莎草纸上。这些古老的文字，如同时间的印记，见证了人类对糖尿病的初步认识。

然而，在那个医学认知尚不成熟的时代，人们对胰腺这一器官的情况知之甚少。古印度医师观察到糖尿病患者的尿液有淡淡的甜味，能够吸引蚂蚁和苍蝇，他们记录下了这一现象，却无法解释其背后的原因。同样，在古代中医典籍中，糖尿病被称为"消渴病"。中国的《黄帝内经》中就有对"消渴病"的记载，在其中《素问·奇病论》的篇章中写道："此人必数食甘美而多肥也，肥者令人内热，甘者令人中满，故其气上溢，转为消渴。治之以兰，除陈气也。"这句话提出了过度饮食导致糖尿病的可能性。早期的解剖学家如盖伦等在解剖学方面对胰腺的结构进行了初步描述，但对其功能所知有限。那时的人们，因为对胰腺功能认知的局限性，很难将器官与疾病联系起来。

18世纪末到19世纪初，胰腺的解剖结构逐渐清晰，一些医学家开始注意到胰腺与消化过程的关系，尤其是胰液在食物消化中的作用。也许是随着解剖学的进步，人类可以直接接触、了解胰腺，这为胰腺的研究打下了基础。胰腺与糖尿病的联系直到19世纪末才逐渐被揭示。1889年，德国医生约瑟夫·冯·梅林和奥斯卡·明可夫斯基在研究胰腺与脂肪代谢之间关系的时候，意外发现那些被切除了胰腺的狗开始频繁地撒尿，同时它们的尿液能够吸引成群结队的苍蝇。奥斯卡灵光一闪，想到了古印度医师对糖尿病患者尿液的描述，从而发现了这种微妙的联系：也许胰腺才是调节血糖的关键？尽管他们无法确切地知道到底是胰腺的哪种分泌物在调节糖代谢，但他们的工作不仅确定了胰腺与糖尿病相关，还建立了研究糖尿病的实验模型。在人类发现糖尿病这种病症的3 000年之后，我们才借由解剖学、手术学和生理学的进步，将糖尿病与胰腺联系在一起。

奥斯卡的这一发现如同一道曙光，照亮了糖尿病研究的道路。人们开始意识到，胰腺在糖尿病的发病过程中扮演着至关重要的角色。随着20世纪的到来，胰腺相关医学研究取得了重大突破。1901年，在显微镜得到了长足发展和广泛化应用之后，美国医生尤金·林赛·奥佩在显微镜下发现：在糖尿病患者的胰腺中，中央部位的部分胰岛细胞出现了明显的形态变化和萎缩。当时，人们已经了解到胰腺对于淀粉和脂肪的消化作用。而奥佩关于胰岛的发现和研究，让众人不再局限于胰腺这个数厘米长的器官，而是进一步探索人眼无法观察到却又对血糖调节起到至关重要作用的小细胞团。1921年，加拿大科学家弗雷德里克·班廷、查尔斯·贝斯特等人成功地提取了胰岛素,并用于临床治疗糖尿病,这一发现挽救了无数患者的生命。

那时的胰岛素是由新鲜胰腺研磨之后的组织液提取的,经过充分提炼、纯化才能获得。胰岛素究竟是什么样子的?人能不能自己合成天然胰岛素?随着遗传物质DNA(脱氧核糖核酸)的发现,以及涉及RNA(核糖核酸)和蛋白质的中心法则的提出,人类从器官到细胞,再到细胞的分泌产物,正在逐渐深入地展开研究。

1955年英国科学家弗雷德里克·桑格率先测定了牛胰岛素的全部氨基酸序列,开辟了人类认识蛋白质分子化学结构的道路。他也因此获得了1958年诺贝尔化学奖。虽然人们清楚了牛胰岛素的结构,但受限于当时的条件,要想人工合成它是非常困难的事情。1965年9月3日,我国科学家杜雨苍领导的项目组完成了牛胰岛素A链与B链两条肽链的人工全合成实验。合成物冷藏14天后,1965年9月17日清晨,具有生物活性的结晶牛胰岛素由我国科学家首次合成。人工合成牛胰岛素的成功不仅展示了人类的智慧和勇气,也为糖尿病的治疗带来了新的希望。

此后,随着测序技术和分子生物学的兴起,人们对胰腺细胞和胰岛细胞进行了深入探索,对胰腺分泌的不同激素进行了分类,也对糖尿病的病因进行了细化研究。

出于自身免疫性原因,导致胰岛细胞受损的糖尿病被称为1型糖尿病。如果患有1型糖尿病,胰腺就不会产生胰岛素或只能产生很少的胰岛素。1型糖尿病可能影响任何年龄段的人，但通常发生在儿童或年轻人身上。1型糖尿病患者需要每天注射胰岛素来控制他们的血糖水平。如果无法获得胰岛素，他们就会死亡。

2型糖尿病的主要标志是胰岛素抵抗，即身体对胰岛素不能完全做出反应。由于胰岛素无法正常工作，血糖水平持续上升，促使身体释放更多的胰岛素（不幸的是，对一些2型糖尿病患者来说，这最终可能会使胰腺衰竭）。因此，身体产生的胰岛素越来越少，导致血糖水平更高——高血糖。2型糖尿病患者占所有糖尿病患者的约90%，这是最常见的糖尿病类型。与快速发展的城市化相关的饮食和体力活动的变化，导致2型糖尿病患者人数急剧增加。此外，还有妊娠糖尿病、其他特殊类型糖尿病等。

如今，当我们走进药店时，可以看到各种各样的糖尿病药物摆放在货架上。这些药物各具特色，针对不同类型的糖尿病提供了有效的治疗手段。糖尿病逐渐被大众广泛理解、认识，你也许也了解糖尿病由胰腺的相关激素紊乱导致。但是回顾历史，这个看似简单的结论，是人类科技与医学研究手段的进步，以及无数先行者努力才得出的结果。而各种治疗药物，也是在关于糖尿病发病机制的一步步探索中诞生的。

当代科学家正继续努力前行，胰岛移植就是科学家提出的治疗糖尿病的手术手段之一。2000年，加拿大阿尔伯塔大学的詹姆斯·夏皮罗等人制定了胰岛移植的一整套标准（埃德蒙顿方案），包括供体选择、最低移植胰岛当量、术后免疫抑制剂使用方案等，因效果较好，引起广泛关注。[2] 近年来，以间充质干细胞为代表的干细胞疗法为治疗糖尿病提供了新的手段和希望。2021年，我国杜亚楠教授团队发现：采用基因修饰联合微载体递送的方法，通过少量的胰岛细胞递送，能够对2型糖尿病小鼠产生良好的管理作用。[3]

在未来，随着基因技术和分子生物学的进一步发展，以及医学技术的不断进步，相信人类一定能够攻克糖尿病这一难题。也许有一天，我们可以通过基因编辑的方法改善胰岛素的分泌，或者调整整个人体对于胰岛素的敏感度；也许有一天，我们可以利用干细胞疗法修复受损的胰岛细胞，或者重新激活身体对胰岛素的反应；也许有一天，我们可以找到一种全新的方法来治愈糖尿病，让患者摆脱每天吃药打针的困扰。

2. 胰腺手术发展史：摘取"皇冠上的明珠"

胰腺，这个深藏于人体腹腔深处的神秘器官，其解剖结构和功能之复杂，令人叹为观止。而胰腺手术的发展史，更是一部充满了挑战、勇气与智慧的医学史诗。它见证了无数医学先驱对未知领域的探索，也见证了医疗手段从简陋到精进的跨越式发展。

早在1652年，荷兰解剖学家尼古拉斯·蒂尔普便对急性胰腺炎进行了相关的临床描述。然而，在之后的数百年里，人们对这种疾病的认识进展缓慢。胰腺就像一个被迷雾笼罩的神秘国度，等待着勇敢的探险者去揭开它的面纱。

随着解剖学技术的不断发展，人们开始尝试着对胰腺进行手术。最初的胰腺手术，无异于在黑暗中摸索前行。由于手术器械的简陋和对胰腺解剖、生理功能的了解不足，胰腺手术往往被视为高风险、高难度的操作。那时的手术条件和消毒条件相对匮乏，每一次手术都如同在刀尖上跳舞，患者常常需要忍受极大的痛苦和风险，甚至可能死于手术并发的大出血或感染。

最早的胰腺肿瘤手术可以追溯到 19 世纪末，1882 年，德国外科医生弗里德里希·特伦德伦堡完成了第一例胰腺实体肿瘤的切除。1898 年，意大利外科医生亚历山德罗·科迪维利亚首次成功切除了十二指肠的肿瘤，在手术中切除了胰头、十二指肠的大部分及远端胃。然而，由于当时的技术条件和认知水平有限，手术的效果并不理想，患者往往在短时间内便复发并去世。在那个时代，胰腺手术充满了未知和挑战。

随着医学的进步和外科技术的发展，胰十二指肠切除术逐渐成为治疗胰头疾病的主要手段。1909 年，德国外科医生瓦尔特·考施成功实施了部分胰十二指肠切除术，为胰腺癌等胰头疾病的治疗开辟了新的道路。然而，由于手术难度大、并发症多，胰十二指肠切除术在当时的医学界并未得到广泛应用。

也许是战火磨砺了外科医师的手术技能和思路。1935 年，一位值得在胰腺外科手术史上被铭记的医师出现了，他就是美国外科医生艾伦·惠普尔。他总结完善了前人成功实施胰十二指肠切除术的经验，提出了分期手术的方法。随后，他进一步在手术方式上创新。1941年，他描述了消化道重建顺序为胆管−胰管−胃与空肠相吻合。延续至今的经典术式就此诞生了，80年来，该术式拯救了无数胰腺肿瘤患者。因此，人们也把经典的胰十二指肠切除术称为惠普尔手术。

随着时间的推移，胰十二指肠切除术逐渐得到完善和发展。外科医生通过不断改进手术技巧、完善术前评估和术后护理等措施，降低了手术并发症的发生率和死亡率。到了20世纪中期，胰十二指肠切除术已经成为治疗胰头疾病的标准术式之一。在那时，胰腺癌手术的死亡率接近20%；随着一代代外科医生的努力，现在胰腺癌手术死亡率已低于5%。1951年，我国曾宪九教授在北京协和医院实施了国内首例胰十二指肠切除术，但并未公开报道。该病例的手术记录至今完整地保存在北京协和医院病案室。在这个过程中，无数医学先驱付出了艰辛的努力和汗水，无数的患者承受了巨大的痛苦甚至付出生命的代价，他们的付出和贡献值得我们永远铭记。

作为普外科手术"皇冠上的明珠"，胰腺手术的困难程度和风险性一直令人生畏。试想，在肚脐上方画出一个正方形区域，在各种器官、血管间深入，对这个正方形深处的部分进行切除或重建——胰腺手术就是这样的过程。这就像从一堆被网兜兜着的气球中，拿出最中心的那个气球，而且不能破坏外层结构。其难度之大，不言而喻。

分开胰腺及周围结构是"精细活"，就像抽丝剥茧，需要绕开许多重要血管，也要选择性地离断部分血管，这个过程需要手术医生长时间高度集中注意力。有时由于肿瘤和炎症导致周围的结构像口香糖一样粘在一起，关键血管被层层包裹在"迷雾"之中，稍有不慎就有可能出血。毗邻的肝脏、胃、小肠、结肠等器官也可能由于肿瘤的影响发生粘连，导致情况更加复杂。就连技术成熟的高年资医师，往往也需要数个小时，甚至十几个小时的手术时长才能完成。

进入20世纪后期，随着微创外科技术的兴起和发展，微创胰腺手术逐渐成为胰腺疾病治疗的新趋势。与传统开放手术相比，微创胰腺手术具有创伤小、恢复快、并发症少等优势。1994年，加拿大医生米歇尔·加涅等首次报道了腹腔镜胰十二指肠切除术的成功实施，标志着微创胰腺手术的开端。此后，随着腹腔镜技术的不断发展和完善以及机器人辅助手术系统的应用，越来越多的微创胰腺手术得以完成。

微创胰腺手术的发展不仅减轻了患者的痛苦和创伤，还提高了手术的精准度和安全性。在微创手术中，医生通过腹腔镜或机器人辅助系统观察手术区域并进行操作，避免了传统开放手术中的大切口和广泛组织损伤。这使得患者术后恢复更快、并发症更少、生活质量更高。时至今日，已有部分专家可以通过机器人辅助惠普尔手术，出血量仅占小小一块腔镜纱条（20毫升以内）。这是科技进步为胰腺手术带来的革命性变化。

当然，胰腺手术的发展并非一帆风顺。即使在今天，胰十二指肠切除术也仍然有1%~5%的手术直接相关死亡率。这是由于胰液接触到肠液后能转化为具有强烈腐蚀性的消化液，无论人工吻合重建的切口多坚固，都无法避免腐蚀和渗漏，有可能造成致命的出血或感染。所以，无论医生多么小心，以及技术多么进步，胰十二指肠切除术仍然是医学领域的一大挑战。

随着医学科技的飞速发展和我们对胰腺疾病认识的不断深入，未来胰腺手术将呈现出更加广阔的发展前景。一方面，微创技术和机器人技术将在胰腺手术中得到更广泛的应用和完善；另一方面，基因编辑、细胞治疗等前沿技术有望为胰腺疾病的治疗提供新的突破点。

通过这两个例子，相信你可以感受到医学的发展和进步与人类对自身疾病理解的逐渐深入。你是否对胰腺有了一定的了解，产生了些许兴趣？接下来，我们将走入胰腺的世界，去贴近它、了解它；同时，你也会了解生活中与胰腺息息相关的疾病和健康知识。

第 2 章
胰腺的一日生活 Vlog

如果你是一颗洋葱,那么胰腺位于接近洋葱芯的位置,是人体最深处的器官之一。

胰腺这个位于"洋葱芯"的核心器官,人们平时关注得并不多。它就像一个低调的守护者,默默无闻地为我们的身体发挥着重要作用。如果给胰腺一个机会,让它介绍一下自己,我想它应该会唱:"我存在你深深的腹腔里,难以触及,工作卖力。"正因为它处在我们平时看不见、摸不到的地方,很多人都对它比较陌生,甚至并不知道自己有这么一个重要的器官。因此,我们为胰腺记录了一份日常生活 Vlog(视频日记),让大家直观、全面地认识它。

(一)坐落在"市中心"的"超级市场"

假如人体最核心的地方是一座城市的中心,胰腺就是紧靠着市中心区域的核心地带。它就像北京故宫旁边的景山公园，也像上海黄浦江畔，身处在市中心，却相对低调。在它的周边，血管网就像盘曲复杂的城市立交桥，蜿蜒穿行，四通八达。胰腺本身就像一个种类丰富、功能齐全的超级市场，坐落在市中心的繁华地带，默默为城市中的人们提供必不可少的生活用品。在它的各个方向，都有着重要的、人们耳熟能详的人体"职能部门"，比如胃、肠、肝、胆，有些仅与它一"街"之隔。虽然胰腺低调、朴实，但上面这些"职能部门"的工作往往都离不开它，有些重要的生产、生活得靠这个"超级市场"提供关键材料。

在地图上俯瞰胰腺这个"超级市场"，它的形状就像一根小而扁平的香蕉，有15~20厘米长。胰腺这个"超级市场"的有趣之处在于，除去主要的"批发商"，还有各种各样的"零售摊位"散落在各个不起眼的角落，它们各具特色，风格迥异。

接下来，让我们开始深入了解这个人体核心的"胰腺市场"。

1. 周边环境简介——众星捧月

当你吃下一口食物的时候，它会经过口、食道，进入胃，由胃进行研磨后形成食糜。食糜进入十二指肠，自上而下缓缓向小肠蠕动。胃的位置在上腹部偏左的地方，而十二指肠在偏右、偏深处。整个十二指肠是一个C形，而它温柔环抱着的就是胰腺的头部。胰腺在十二指肠的环抱下，匍匐在胃的后方。整个胰腺全长 15~20 厘米，宽 3~4 厘米，厚 1.5~2.5 厘米。就像图 2-1 所展示的那样，胃如同一床棉被覆盖在胰腺上方，它们之间有一些脂肪形成的间隙；同样覆盖在胰腺上方的还有我们的横结肠。

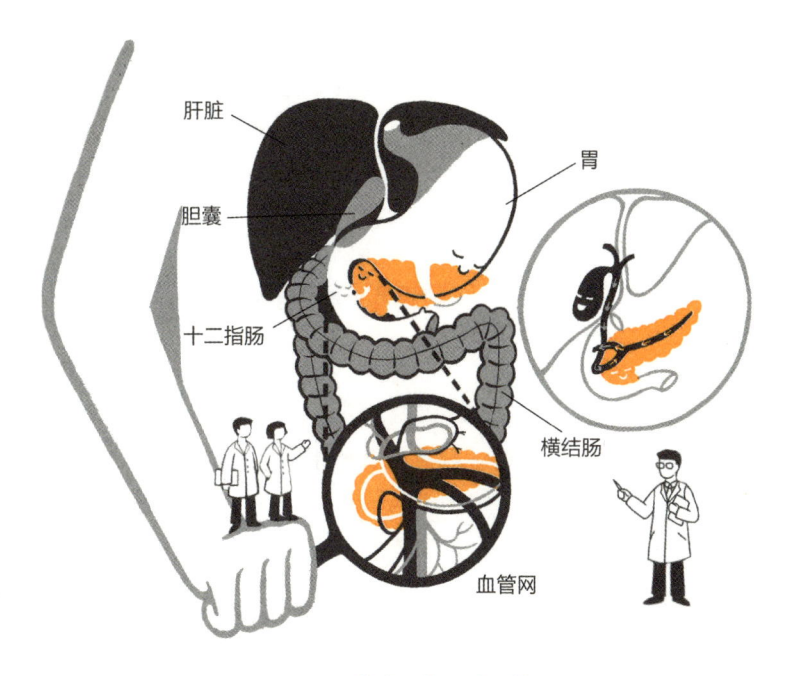

图 2-1　胰腺及其周边环境

胰头是胰腺最宽大的部分，被十二指肠环绕。在胰头右侧，比十二指肠还要靠右的地方就是重要的肝脏和胆囊。肝脏承担了分泌消化液、能量代谢和营养转化的重要作用，而胆囊也在储存胆汁、帮助消化的过程中起到了重要作用。胆汁会沿着叫作"胆总管"的主干道钻入胰腺，再和流经胰腺的"主干道"（主胰管）

的胰液一起汇入十二指肠。

　　胰腺横盖在门静脉和腹主动脉以上的部分区域被称为胰腺颈部、体部，逐渐伸展到腹腔左侧的细细的部分就是胰腺末梢的胰尾。在这个区域，胰腺和脾脏这个人体左侧的重要脏器紧密相连，它们甚至共享了部分的血液供应：发往脾脏的脾动脉在向左侧供血的时候，会经过胰腺的上缘，于是在沿途发散出非常多的"岔路"，就像高速公路的出站口一样，而这些"岔路"都通向胰腺。这也解释了为什么在胰尾发现肿瘤时，需要将脾脏一起切除，因为医生无法得知肿瘤细胞是不是已经沿"高速公路"逃往脾脏。

　　说到脾脏，这里有一个有趣的猜测：中医所说的"脾"有时被认为是指胰腺。这一观点主要源于中医经典的表达较为晦涩，而近现代西方学者对中医名词对应解剖学名称的理解存在一定误差，当他们翻译西方解剖学中的"spleen"（脾）一词时，常常产生模糊或误译的情况。传统中医典籍《难经》曾描述："脾重二斤三两，扁广三寸，长五寸，有散膏半斤，主裹血，温五脏，主藏意。"清代叶霖《难经正义》中解释："散膏即胰，附脾之物，形长方，重约三四两，横贴胃后。"《黄庭经·内景》也有记载"脾长一尺掩太仓"（太仓指胃）。上述描述中的"散膏""脾"（《黄庭经》）的形态和位置，与现代所知的胰腺相似。因此，有人推测中医所称的"脾胃"可能更接近"胰胃"，与消化功能密切相关。西方医学中的脾脏，实际上是免疫系统的一部分，随着时间的推移，其功能会逐渐衰退。这一观点仍存在争议，尚未得到普遍认同。

让我们把目光转回胰腺，可以看到它周围真的太拥挤了，有大量的血管形成网络：十二指肠环绕，胆囊和胆管在右，胃和横结肠在前，脾脏在左；后方还有重要的主动脉。这么多重要的结构挤在约20厘米见方的小空间中，让这里成了人体最复杂的区域之一。在这个区域中，可谓牵一发而动全身，有时胆管的肿瘤或炎症会压迫肠道和胰腺，而胰腺肿瘤也可能反向压迫胆管，产生皮肤和巩膜发黄的黄疸症状。由于距离过近，有时候部分胃和结肠也可能受到无辜牵连。这些相关的情况，你将在后面的章节中了解更多细节。

了解了胰腺这个众星捧月的核心器官周围的情况，不知道你是否对它产生了进一步的兴趣？接下来，我们将进一步走近胰腺这个"超级市场"，了解那些重要的功能枢纽。

2. 十二指肠壶腹——大型转运中心

你见过华北转运中心吗？这是北京地区的人们从网上购物后在物流信息中经常见到的一个名称。它紧邻铁路主干道和高速公路，搭载大型集装箱的车队在集合路口通过，迅速汇入广袤天地。同样，胰腺的重要分泌物、人体最重要的消化液——胰液，还有远处的肝脏分泌的胆汁，就从胰头旁边一个小小的转运站，进入十二指肠，开始融入胃肠这方天地，发挥消化功能。

你也许不知道，这个转运站管道口的直径可能不足1厘米，而每天分泌的胰液却有1 000~2 000毫升，胆汁也有800~1 000毫升。每日有大约满满一暖壶的液体，从不足1厘米宽的小口流过，这令人不得不感叹人体的神奇。这个区域被称为十二指肠壶腹。你可以认为，这是人体中紧邻胰腺这个"超级市场"的大型转运中心，各种消化酶就像集装箱里的货物一样，被胰液和胆汁运送到肠道中，帮助肠道进行消化。接下来，让我带你了解一下这个神奇的地方。

十二指肠壶腹是指十二指肠乳头，它是胆管和胰管的共同开口。十二指肠乳头一般位于十二指肠降部，之前提到过十二指肠是一个C形，如果用火柴棍的形式来表示"C"，十二指肠降部就是那一竖，它紧接着十二指肠水平部。这里是胆汁和胰液排入肠道的开口，周围有丰富的血管、淋巴管以及神经组织；它也是主胰管与胆总管的汇合处。

主胰管就像横贯整个胰腺的主干道，也是最宽大的一条胰管。许多分支胰管会像小河汇入大江一样，汇入主胰管。它在胰头会有一点儿盘绕，和自上而下的胆总管形成一个"Y"形，然后两条大路并行向下、汇合，奔向壶腹部。胆总管从肝脏发出，在奔向十二指肠的过程中，需要借道穿过胰腺，才能和胰管会合，这也解释了为什么部分胰头肿瘤的患者会出现黄疸，因为胆汁流经的主干道在胰腺段被钳制了。

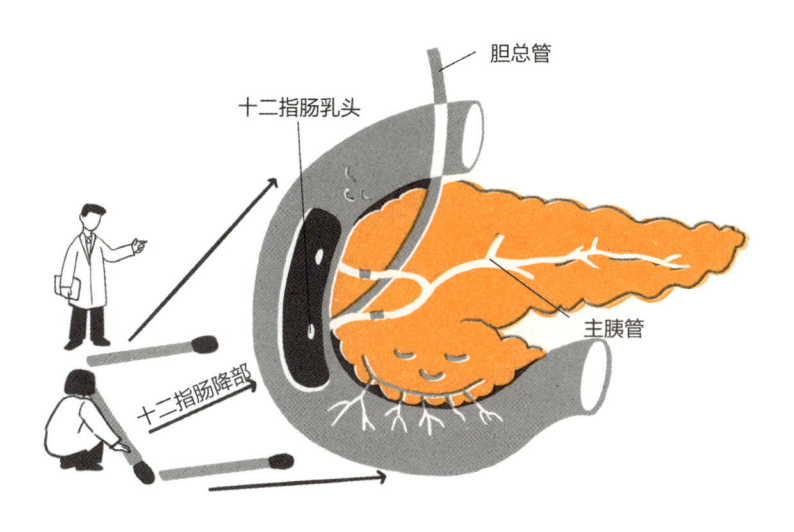

图 2-2　十二指肠壶腹及主胰管

作为中心枢纽，壶腹部功能强大。它不仅可以在我们进食时提供足够的流量，保证消化液源源不断地进入，也可以在正常情况下起到闸门作用，保证肠液不会反流进入胰管、胆管。这里需要提到前文中所说的"奥迪括约肌"。奥迪括约肌可调节胆汁和胰液的排出，防止胆汁进入胰管。正常人的胆总管压力约为 0.66 kPa（千帕），胰管内压力为 1.26 kPa，而奥迪括约肌的基础压有 1.33 kPa，所以胆囊壁肌肉收缩可以驱动胆汁流向十二指肠，而奥迪括约肌收缩就可以阻止胆汁、胰液流向十二指肠。

奥迪括约肌的运动调节机制十分复杂。同时，它的精密运作方式也决定了一个小问题就可以产生巨大的影响，比如：一颗直径可能不到 5 毫米的"小石子"（胆结石），沿着胆汁顺流而下，在狭小的壶腹部胆管或胰管处堵住时，大量的胰液和胆汁就会无法流出，导致淤积拥堵，反流回胰腺并激活其中的胰酶，就造成了胆源性胰腺炎。这种疾病有可能危及生命。在中国，早年间约75%的急性胰腺炎都是胆源性胰腺炎。[4]有时，如果胆结石经过奥迪括约肌进入肠道，其锐利的边缘就可能划伤黏膜，导致奥迪括约肌失去协调功能，持续痉挛，也可以在影像学没有发现结石的情况下造成胆源性胰腺炎。

门诊常常有中年男性认为胆结石是常见小病，继续饮酒、暴食、吃油腻食物。殊不知，摄入油腻食物会使胆囊的工作量超过平日，胆囊会加倍收缩并持续较长时间，有更大的概率将大量碎结石冲到下游，引起梗阻。

也许你听说过一些经口进入的胃镜下治疗胆结石的方法，我们称为"逆行胰胆管造影"，就是将内镜放到壶腹部十二指肠乳头处，从此处伸出纤细的导丝，逆行穿过奥迪括约肌，逆流而上进入胆管或胰管，进行治疗操作。它主要的并发症之一，就是对此区域的刺激可能导致胰液或胆汁反流/排放不畅，会引起相应的症状。

3. 血管网——江南水乡的水网和运河主干道

见识了胰液和胆汁的"大货物流"途径，我们还需要向你展示它们的另一条道路——由丰富血管组成的血管网。也许你见过江南水乡那曲径通幽的水道，密密麻麻的水网编织出一幅别有韵味的画卷，那么这次你可以了解一下人体深处复杂、精密的"水道画卷"。

胰腺下方背靠着人体最主要的供血"大运河"——腹主动脉，旁边伴行的是下腔静脉，它们一个向下肢方向流动、一个向心脏回流；而供给胰腺血液的主要分支动脉，都从腹主动脉发出，它们在胰头不断产生分支，像藤蔓爬上架子，逐渐延展成

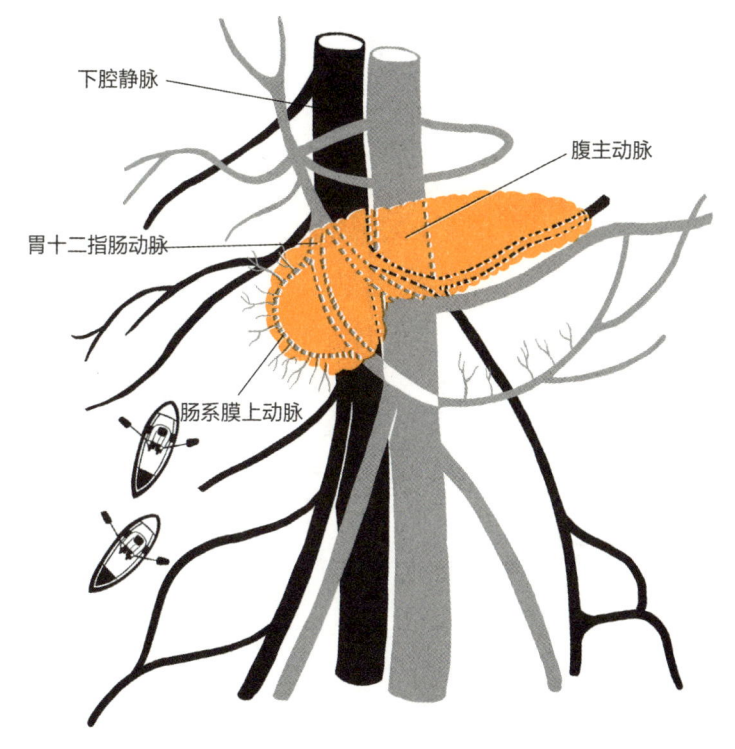

图 2-3　胰腺周边的人体血管网

片，连接成网。胰头的血供主要由上下两部分供给：发往十二指肠的胃十二指肠动脉会向前、向后分为两支，像展开一张大网一样兜住胰头的上方；同样，肠系膜上动脉会在起始处出现分支，自下而上展开另一张大网，兜住胰头的下方，这两张网会在胰腺处密密麻麻地包裹住它。由于胃十二指肠动脉和肠系膜上动脉都是相对粗的动脉血管，胰腺整体的血供非常丰富。

这样一来，我们就能理解为什么胰腺肿瘤可能发生早期转移了：胰腺就像置身于四通八达的立体交通网络，肿瘤转移的道路畅通无阻。胰腺周围血管的出血也极其凶险，因为大部分血供直接来源于腹主动脉，此处的血流压力往往很高，出血速度较快，不易止血。

大部分供给胰尾的血管从脾动脉发出，而一部分来自肠的动脉也会从下方向胰腺供血，这里就像一个吐纳量极大的港口，接受各方发来的水网供给，再转运出去。

另外一条供给营养的"运河"是门静脉，它的主要作用是收集肠道吸收的养分，然后运输到肝脏，进一步吸收和利用。这条运河最宽的部分就从胰腺后方经过。由于距离实在太近，肿瘤常常容易抓住机会，在这里搭上通往肝脏的快车，直接进入肝脏。

不过，正是丰富的血液输送，使得胰腺有能力维持强有力的分泌功能，可以分泌大量消化液。同时，内分泌激素也可以非常快速地进入血液循环，在全身发挥功能。

（二）深入胰腺内部：成员多样化

1. 胰腺市场平面图——像一串葡萄的结构

当我们深入探索胰腺的内部结构时，一个富有想象力的比喻是将它比作一串晶莹剔透的葡萄。这串"葡萄"不仅外观诱人，更在结构上展示了胰腺的奇妙之处。实际上，每颗"葡萄"由无数微小的单元紧密排列而成，这些单元共同构成了胰腺的基本结构单元——胰腺小叶。这种胰腺小叶结构赋予胰腺独特的形态和功能。

在这个比喻中，每一颗"葡萄"都代表着一个胰腺小叶。这些小叶负责执行胰腺的两大主要功能：外分泌和内分泌。外分泌功能主要由胰腺腺泡细胞承担，它们负责生产胰液，这是一种富含消化酶的液体，对于食物的消化和吸收至关重要。而内分泌功能则由胰岛细胞负责，这些细胞产生胰岛素和胰高血糖素等激素，调节人体的血糖水平，维持代谢平衡。

连接这些"葡萄"的纤细枝条，则对应于小叶间的结缔组织和血管网络，以及重要的输送细胞——导管细胞。这些细胞排列成管状结构，形成了胰腺内部的导管系统。这个系统就像是一条条运输通道，负责将胰腺腺泡细胞生产的胰液运送到十二指肠。

导管细胞具有特殊的结构和功能，使它们能够有效地运输

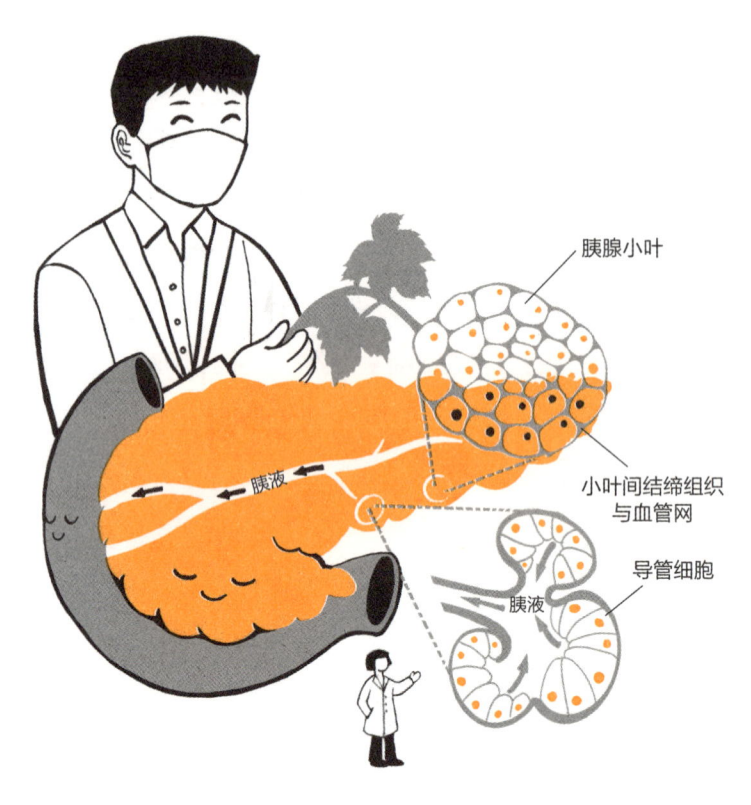

图 2-4　胰腺内部结构

胰液。它们的细胞膜上分布着许多微小的绒毛状突起，这些突起增加了细胞膜的表面积，有助于胰液的快速流动。此外，导管细胞还能够通过调节细胞内外的离子浓度和水分子流动，来控制胰液的量和成分。

　　导管是由导管细胞组成的，它就像传输带，负责将胰腺生产出来的"产品"运往肠道。这些导管细胞非常专业，它们确保胰液在运输过程中不会泄露，也不会与其他物质发生混淆。当胰液顺利抵达肠道时，其中的消化酶就帮助我们将食物分解成身体可以吸收的小分子物质。

胰腺间的结缔组织起着支撑和保护作用，确保胰腺小叶能够正常运作。血管网络则为胰腺小叶提供养分和氧气，确保它们能够正常发挥生理功能。同时，这些血管还负责将代谢产生的废物带走，保持胰腺内部环境的清洁和稳定。

胰腺的结构不仅美观，而且高度功能化。每个胰腺小叶都是一个小小的功能单元，它们协同工作，共同维护着人体的消化和代谢平衡。通过葡萄的比喻，我们可以更加直观地理解胰腺的内部结构，以及每一种细胞在其中所扮演的重要角色。

在胰腺发生炎症的情况下，这会导致整个导管系统被破坏，迫使这套精密的系统进行重建。由于在修复过程中可能出现过多的纤维增生，新形成的导管可能无法像"原装"管道一样具备良好的功能，这也能解释胰腺炎为什么会反复发作，形成恶性循环。

接下来，我们将逐一深入探讨各类胰腺细胞的特性和功能。

2. 消化道主要供货商——胰腺腺泡细胞

在胰腺这个"超级市场"中，胰岛细胞是精细的"零售摊位"，胰腺腺泡细胞是供应大宗货物的"批发商"。胰腺腺泡细胞构成胰腺的绝大部分，它们主要负责生产和分泌消化酶，以及分泌胰液。这些酶在人体内起着至关重要的作用，帮助分解食物中的蛋白质、脂肪和碳水化合物，使之成为人体能够吸收和利用的小分子。

首先，我们来了解一下胰液。胰液，这个名词听起来有点儿陌生，其实它是每天陪伴我们进行消化的重要伙伴。如果说消化系统是一部高效运转的机器，那么胰液无疑是起着关键作用的润滑油。它的主要工作场所是小肠，特别是十二指肠，那里是食物与各种消化酶相遇、相互作用的地方。

胰液的成分复杂，但大体可以分为两类：无机物和有机物。无机物中最具代表性的是碳酸氢盐，这些分子就像一个个小小的"酸碱中和师"。通常，正常胃酸的pH值（酸碱值）为1~2，提供了酸性相对较强的环境。胃酸的主要成分是盐酸，它有助于食物的消化和吸收，同时能够杀死进入胃内的细菌，保护胃黏膜免受感染。

当食物从胃进入十二指肠时，胰液和胆汁会被分泌到十二指肠中，以中和胃酸并帮助进一步消化食物。在胰液和胆汁的中和作用下，十二指肠中的肠液pH值会升高，通常达到6.8~7.4，呈弱碱性。这样的酸碱度不仅能保护肠黏膜不受酸蚀，还有利于增强小肠内消化酶的活性，从而促进食物在小肠内的消化和吸收。

胰液中的有机物则主要是各种消化酶。你可以把各种消化酶想象成一群工匠，各司其职，有的擅长分解淀粉，有的精通处理脂肪，还有的专门对付蛋白质。在这些"工匠"的巧手下，复杂的食物分子被拆解成简单的小分子，方便身体吸收和利用。

3. 消化酶的诞生之旅

在这个过程中，首先出场的是氨基酸。这些小小的分子就像建筑用的砖块，通过脱水缩合反应，相互结合成一条长长的肽链。这条肽链并不简单，它按照一定的顺序和方式折叠、扭曲，最终形成一个具有特定空间结构的蛋白质分子，也就是消化酶的雏形。

接着，这个初具雏形的消化酶分子会进入细胞内的"加工厂"——内质网。在这里，它接受进一步的加工和修饰，就像一件粗糙的工艺品被打磨得光彩照人。然后，它被包裹在一个由膜形成的囊泡中，这个囊泡就像一辆小型运输车，载着消化酶前往下一个目的地——高尔基体。

在高尔基体这个"包装站"，消化酶会经历最后的加工、修饰和包装。这里的"工作人员"非常细心，确保每一个消化酶分子都符合标准，然后把它们打包成一个个小包裹，等待着运送到细胞的外侧。

当这些载有消化酶的囊泡移动到胰腺细胞的外侧时，它们会遇到一个巨大的挑战：如何将这些宝贵的货物准确地运送到胰管中呢？这个过程需要高度的精确性和协调性，就像一辆满载的货车稳稳地停靠在卸货点一样，囊泡会与细胞膜发生融合，然后释放出其中的消化酶。这个过程就像打开一扇扇小门，让消化酶有序地走出细胞，进入胰管。

最终，这些经过精心包装的消化酶会汇聚在胰管中，形成一种黏稠的液体——胰液。当身体需要时，这些胰液会通过胰管的开口，源源不断地分泌到小肠中，与那里的食物进行混合，发挥作用。

胰酶：消化系统内的"破坏团队"

想象一下，如果说我们的消化系统就像一个大型工厂，那么胰酶是这个工厂中效率最高的"破坏团队"，专门负责拆解食物这座"大山"，让其变成身体可以吸收利用的"小石子"和"砖块"。

首先登场的是"破石专家"胰淀粉酶。这位专家手持高效的切割工具，专门对付那些顽固的"石块"——淀粉（无论生熟）。在 pH 值为 6.7~7.0 的适宜环境下，胰淀粉酶迅速挥舞工具，将淀粉切割成糊精和麦芽糖等小分子"碎石"，为后续的吸收工作铺平道路。

紧接着，"油脂拆解师"胰脂肪酶闪亮登场。胰脂肪酶的任务是将大块的甘油三酯分解成脂肪酸、甘油一酯和甘油等小分子。不过，胰脂肪酶并不孤单，它有一个得力的助手，就是辅脂酶。二者携手合作，就像给油块装上一个精准的"定位器"，确保每一次分解都准确无误。在pH值为7.5~8.5的弱碱性环境下，它们配合默契，让油块迅速瓦解。

当然，面对蛋白质这座"钢筋混凝土大楼"，消化系统内的破坏团队也毫不畏惧。胰蛋白酶和糜蛋白酶这对"拆楼专家"以酶原的形式潜伏在胰液中，一旦接收到激活信号，它们便立刻变身活跃的"拆楼工人"，开始有条不紊地拆解蛋白质"大楼"，精湛技艺让人叹为观止。它们将蛋白质迅速分解为小分子的多肽和氨基酸这些"建筑材料"，为后续的身体建设提供源源不断的原料。

除了这些主力队员，胰液中还有一些不可或缺的辅助角色，如羧肽酶、核糖核酸酶和脱氧核糖核酸酶等。它们虽然不像前面提到的主力消化酶那样引人注目，但在消化过程中也发挥着举足轻重的作用。比如，羧肽酶就像一位细心的"清洁工"，负责清理多肽末端的"杂物"；而核糖核酸酶和脱氧核糖核酸酶则像"信息解码员"，将核酸部分水解为单核苷酸这样的信息碎片，为后续的信息传递和基因表达提供重要支持。

胰酶团队在消化系统内发挥着举足轻重的作用。它们各司其职、协同作战，确保我们摄入的食物得到充分消化和吸收。

胰酶，启动！

胰酶并不是一开始由胰腺分泌出来就具有消化能力的。如果真是这样，那岂不是出师未捷身先死，刚具有消化能力，就反手将自己的基地一锅端了？所以，我们的身体为这个启动过程设了层层保险，宛如核弹发射，要确保它不会失控自伤。

作为胰腺细胞合成的重要酶类前体，胰酶原以无活性的形态在胰腺内安全储存。这种储存机制至关重要，因为它有效防止了酶在胰腺内部过早激活，从而避免了自我消化和组织损伤的风险。

当富含蛋白质的食物进入小肠时，会触发一系列复杂的生理反应。小肠黏膜受到刺激后，会释放促胰液素进入血液循环。它作用于胰管上皮细胞，刺激其分泌胰液。胰液中富含碳酸氢盐和胰酶原，如前文所述，这为胰酶的后续激活创造了适宜的酸碱性环境。

在此过程中，肠激酶扮演着举足轻重的角色。它是由小肠上皮细胞分泌的一种特异性蛋白酶，能够精确识别和切割胰蛋白酶原上的特定肽键，从而启动其激活过程，就如同输入了核弹发射口令。这一步骤不仅标志着级联激活反应的起点，而且为后续其他胰酶原的激活奠定了基础。作为正反馈，这个过程一旦启动便会层层递进，无法再逆转。

一旦胰蛋白酶被激活，它便会继续作用于其他胰酶原，如胰淀粉酶原和胰脂肪酶原，将它们转化为具有消化功能的活性酶。这些激活后的胰酶在小肠内发挥着分解食物的重要作用，将蛋白质、淀粉和脂肪等复杂分子转化为可被小肠黏膜细胞吸收的小分子物质，如氨基酸、单糖和脂肪酸等。

整个激活过程受到机体严格而精细的调控，包括神经、激素和局部化学环境等多重因素的共同作用。这种调控机制确保了胰酶在正确的时间和地点被激活，既保障了消化过程的高效进行，又有效地预防对机体的潜在损伤。如果这一过程发生紊乱，机体的消化功能就会受到严重影响，甚至可能引发胰腺炎等严重疾病。如胰腺手术后胰液漏到腹腔并不幸被激活，则会发生真实的"自我消化"场景，引发剧烈的炎症反应。

调节胰液分泌的神秘力量

胰液的分泌量并不是一成不变的，它会根据我们身体的需求进行精确调节。这个调节过程受到两股神秘力量的共同影响：神经调节和体液（饮食）调节。

神经调节就像一条快速通信线路。在我们吃下食物后，食物中的营养成分会刺激小肠黏膜上的感受器。这些感受器就像是一根根灵敏的"天线"，接收到食物的信号后，它们会通过神经纤维将这个信号迅速传递到大脑皮质。在那里，信号被加工成相应的神经冲动，然后沿着迷走神经的神经纤维传送到胰腺。最终，这些神经冲动会作用于胰腺上的相应细胞，刺激它们分泌出更多的胰液；也可通过胃泌素的释放，间接地引起胰液分泌。值得注意的是：迷走神经主要作用于胰腺腺泡细胞，对导管细胞的作用较弱。因此，迷走神经兴奋引起的胰液分泌特点是水分和碳酸氢盐含量很少，而酶的含量很丰富。

体液（饮食）调节则是一条相对缓慢的通道。食物中的某些成分，如脂肪酸和氨基酸等，可以直接进入小肠后激活黏膜细胞，促使其释放胃肠激素。这些物质就是血液中的"信使"，随着血液的流动，它们会逐渐靠近并作用于胰腺上的特定细胞。例如，酸性食糜进入小肠后，可刺激小肠黏膜释放促胰液素。这些细胞接收到"信使"的信号后，会启动一系列复杂的生物化学反应，最终促进胰液的分泌。但请注意：促胰液素主要作用于胰腺小导管的上皮细胞，使其分泌大量的水分和碳酸氢盐，因此，它可以使胰液的分泌量大为增加，胰液中酶的含量却很低。

这两股调节力量相互协作、相互补充，确保了胰液的分泌量与食物的消化需求相匹配。当我们吃下大量食物时，身体需要更多的胰液来帮助消化；而当我们吃得较少或者没有吃东西时，胰液的分泌量也会相应减少。这种精确的调节机制不仅提高了消化效率，还避免了资源的浪费。

在静息状态下，胰液的分泌量相对较少。根据生理学理论指导，胰液在禁食状态下的分泌量约占腺体最大分泌量的1%~10%，这主要是自发性的，并受神经紧张性支配。此时的分泌速度较慢，因为胰液主要是在消化间期（进食后到胃肠道完全排空食物的这段时间）分泌，与肠道的移行性复合运动同步。[5]

进食后，胰液的分泌会显著增加。在进食后的消化期，胰液的分泌可分为头期、胃期和肠期，其中肠期是分泌的高峰期。根据相关研究，进食后胰液的分泌速度可以增加数倍甚至更多，以满足消化食物的需要。具体的分泌速度因个体差异、食物种类和进食量等因素而异，因此难以给出确切数值。但是，科学家已经通过研究证实，随着人的衰老，胰液分泌的量也随之减少。"廉颇老矣，尚能饭否"这句话，在科学层面有了不一样的解读，古代人通过饭量判断是否年老，在当下看来也不失为一种科学的方法。[6]

我们可以参考一些实验数据，来了解胰液分泌速度的大致范围。在狗身上进行的实验中，静息状态下胰液的分泌速度每分钟为0.1~0.2毫升，而进食后胰液的分泌速度可以增加到每分钟1~2毫升，甚至更快。虽然这些数据来自动物实验，但它们可以在一定程度上反映人体胰液分泌的变化趋势。

当我们大量进食，特别是摄入高脂肪和高蛋白食物时，就会刺激胰腺分泌大量的胰液。然而，当胰液的分泌量急剧增加时，胰管内的压力也会相应升高。

如果胰液排出受阻，或者其他原因导致胰管内的压力持续升高，就可能会引发急性胰腺炎。急性胰腺炎是一种严重的疾病，它会导致胰腺组织发炎、肿胀，甚至坏死。

小插曲：为什么肥皂被称为胰子？

虽然古人对于胰腺的认识有限，但他们凭借着敏锐的观察和智慧，制造出了名为"胰子"的早期肥皂。顾名思义，其主要原料是猪的胰脏，将其与板油、碱捣一捣，晒干后即可使用。古人发现，用猪或羊的胰腺制成的胰子具有良好的去污能力。胰子的去污能力，其实与胰腺内部的腺泡细胞密不可分。这些细胞分泌的消化酶具有很强的分解作用，不仅能够消化食物中的蛋白质和脂肪，同样也能分解衣物及皮肤上的油污和污垢。因此，当胰子与水混合后被涂抹在衣物或皮肤上时，这些消化酶就会发挥作用，让污垢分解成小分子并随水流走。

古人的这一发现无疑是无上的智慧，他们巧妙地利用了自然界的资源，解决了生活中的难题。同时，胰子也成为古代生活中不可或缺的日常用品，传承许久。"肥皂"一词最早见于北宋庄绰的《鸡肋编》，其中提到了皂荚与另一种植物果荚。皂荚大多生长在北方地区的皂树上，可用于洗涤；而在南方地区几乎没有皂树，人们大多使用另一种植物果荚，北方人学会

> 使用这种果荚后，根据其果荚更肥的特点，将其取名为"肥皂"。[7] 直到现代化学清洁剂出现，胰子才逐渐退出了历史的舞台。即便如此，它依然是我们中华民族传统文化中的一部分，承载着古人的智慧和创造力。

4. 内分泌零售摊位——胰岛细胞

在胰腺这个繁忙的"超级市场"中，除了大批量供应的"批发商"胰腺腺泡细胞，还有一类精致且不可或缺的"零售摊位"，也就是胰岛细胞。它们散布在胰腺的外分泌组织之间，形成了独特的岛屿状结构，因此得名"胰岛"。

胰岛细胞与胰腺腺泡细胞在形态和功能上有着显著不同。首先，从形态上看，胰岛细胞呈现出更为紧密和规则的排列方式，形成了清晰的岛屿轮廓。其次，在功能上，胰岛细胞主要负责生产和分泌一系列重要的激素，这些激素直接进入血液，对全身的代谢活动进行调节。

具体来说，胰岛细胞主要分为 4 种类型：α 细胞、β 细胞、δ 细胞和 PP 细胞。每种细胞都有其特定的激素产品。例如，α 细胞生产胰高血糖素，负责升高血糖水平；β 细胞生产胰岛素，负责降低血糖水平；δ 细胞和 PP 细胞则分别分泌生长抑素和胰多

图 2-5 各类胰岛细胞

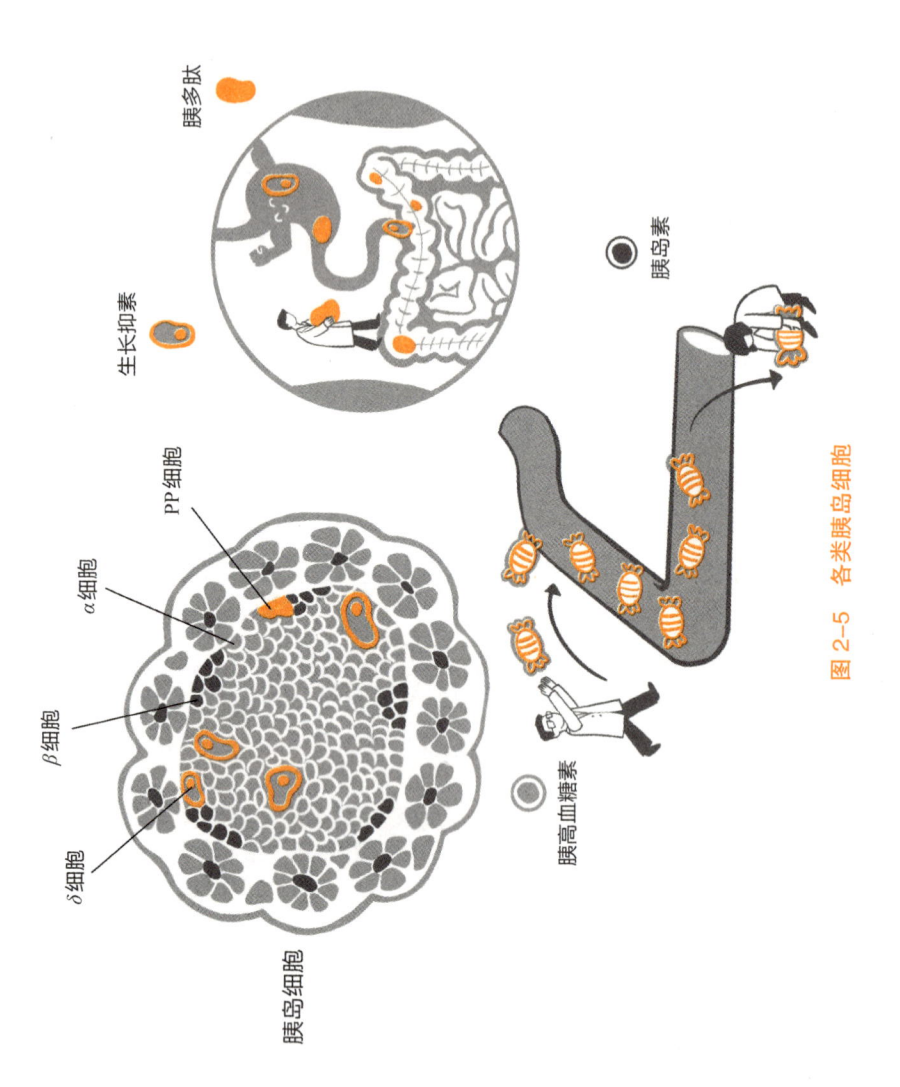

肽，参与调节胃肠道功能和营养素的吸收。

这些激素通过精细的调节机制，共同维持着人体内的代谢平衡。当血糖水平升高时，β细胞会迅速增加胰岛素的分泌，促进血糖转化为脂肪和糖原储存起来；而当血糖水平降低时，α细胞则会及时分泌胰高血糖素，刺激肝脏释放葡萄糖以升高血糖水平。这种动态的平衡过程对于人体的健康至关重要。

α细胞就像胰腺这个"超级市场"里出售高血糖素的"专供摊位"，数量约占胰岛细胞的20%。它们专门负责生产胰高血糖素，这种激素能够在人体需要时迅速提升血糖水平，为人体提供能量。

β细胞则是这里的"明星摊位"，占据了60%~70%的比例。它们生产的是胰岛素，这种激素在人体内起着降低血糖的作用。当血糖水平过高时，胰岛素就会发挥作用，将多余的血糖转化为脂肪或糖原储存起来，从而维持血糖水平的平稳。

δ细胞是更低调的"普通商家"，占据了胰岛细胞的10%。它们生产的是生长抑素，这种激素在人体内起着抑制内分泌激素和消化液分泌的调节作用，虽然与血糖调控没有直接关系，但在整体维持人体消化系统正常功能方面发挥着重要作用。

最后，PP细胞是这里的"小众摊位"，数量很少。它们生产的是胰多肽，这种激素在人体内起着调节胰腺外分泌功能和胆囊收缩的作用。胰多肽的作用相对较为特殊，分泌它的细胞也是胰岛不可或缺的一部分。

接下来，让我们先来重点了解一下胰岛素这个"明星产品"。

胰岛素

胰岛素是由 51 个氨基酸组成的小分子蛋白质，分子量仅约为 6 000。它的分子结构非常特殊，由两条通过二硫键紧密结合的链——A 链和 B 链组成。这种结构使得胰岛素具有极高的稳定性和生物活性。然而，一旦这个二硫键被打破，胰岛素就会失去活性，无法再发挥作用。

我们身体需要制造胰岛素时，会先制造出一个叫作"胰岛素原"的大分子。这个大分子就像是一个未完成的胰岛素分子，还需要经过一些加工和修饰才能变成真正的胰岛素。在这个加工过程中，胰岛素原分子会被切割成几个部分，其中就包括 C 肽和胰岛素的主要部分（A 链和 B 链）。

C 肽就像是一个连接件，在胰岛素原变成胰岛素的过程中起着重要作用。在胰岛素原被切割完成后，C 肽就和胰岛素一起被释放到我们的血液中。

值得注意的是，C 肽存在于血液里的时间并不长，大约 30 分钟后它就会被身体清除。但是，医生们很重视 C 肽水平，因为它可以帮助我们了解身体制造胰岛素的能力。与直接测量胰岛素相比，C 肽的测量结果更不容易受到外部因素（比如我们注射的胰岛素）的影响，因此能更准确地反映人体分泌的胰岛素水平。

胰岛素在血液中的半衰期非常短，只约为 5 分钟。这意味着它需要不断地被合成和释放才能维持其生物活性。肝脏是胰岛素灭活的主要场所，肌肉和肾脏等组织也能使胰岛素失活。因此，为了保持血糖水平的平稳和胰岛素的正常功能，我们需要保持肝脏和肌肉等组织的健康状态。

1965 年，我国生化学家首次成功地人工合成了具有高度生物活性的胰岛素。我们已经在前文中了解了关于它的历史故事。

最初，胰岛素主要从动物胰腺中提取，不仅效率低下，而且存在着免疫原性（抗原诱导机体产生免疫抗体和效应性淋巴细胞的特性）和纯度等问题。随着生物化学和分子生物学的飞速发展，科学家开始尝试利用重组DNA技术来生产人胰岛素。

重组DNA技术是一种能够在体外将不同来源的DNA片段连接起来，然后导入宿主细胞中进行扩增和表达的技术。通过这种技术，科学家成功地将人胰岛素基因插入大肠埃希菌（俗称大肠杆菌）等微生物的基因组中，利用这些微生物作为"生物工厂"来大量生产人胰岛素。

经过不懈的努力和优化，1982 年，世界上第一种重组人胰岛素产品终于问世。这种胰岛素具有与天然人胰岛素相同的结构和功能，但生产成本大大降低，纯度和安全性更高。

● "指挥大师"与"降糖专员"

胰岛素精妙地调控着身体内糖、脂肪和蛋白质的代谢，维系着生命活动的平稳运行。

胰岛素就像一位高效的"交通指挥员"，它引导着葡萄糖分子顺畅地进入组织和细胞，加速其转化为糖原，并妥善地储存在肝脏和肌肉中。同时，胰岛素还抑制了糖异生过程，巧妙地促使葡萄糖转化为脂肪酸，储存于脂肪组织中。这一系列精准的操作，使得血糖水平得以稳定下降。然而，当胰岛素缺乏时，血糖浓度便会升高，甚至可能超越肾脏的处理极限，导致糖分出现在尿液中，引发糖尿病。

接下来，让我们揭开胰岛素对脂肪代谢的调控之谜。胰岛素宛如一位"脂肪建筑师"，它可以促进肝脏合成脂肪酸，并巧妙地将其转运至脂肪细胞进行贮存。在胰岛素的作用下，人体的脂肪细胞也能合成少量的脂肪酸。同时，胰岛素还引导葡萄糖进入脂肪细胞，结合生成甘油三酯；甘油三酯主要存在于脂肪细胞，实现了由糖向脂的转化。值得一提的是，胰岛素还抑制了脂肪酶的活性，减少了脂肪的分解。然而，当胰岛素缺乏时，脂肪代谢便会陷入混乱，脂肪分解加速，血脂水平飙升。这会导致大量酮体在肝脏内迅速生成，而由于糖氧化过程的障碍，身体无法有效处理这些酮体，最终可能引发酮血症与酸中毒的危机。

胰岛素也像一位"蛋白质编织者"，它在蛋白质合成的各个环节都发挥着举足轻重的作用。它促进氨基酸通过细胞膜转运进入细胞内部，为蛋白质的合成提供源源不断的原料。同时，胰岛素还能加速细胞核的复制和转录过程，增加DNA和RNA的生成，为蛋白质的合成提供丰富的遗传信息。此外，胰岛素作用于核糖体，加速翻译过程，促进蛋白质的合成。更为重要的是，胰岛素还能抑制蛋白质的分解，确保蛋白质的稳定性和功能的正常发挥。由于胰岛素在增强蛋白质合成方面有着卓越的能力，它对机体的生长也具有一定的促进作用。然而，胰岛素单独作用时对生长的促进并不十分显著，只有与生长素携手合作时，才能发挥出更为显著的效应。

近年来，科学研究的深入揭开了胰岛素受体的神秘面纱。胰岛素受体宛如一个精巧的"分子开关"，几乎存在于体内所有细胞膜上，时刻准备着接收胰岛素的信号。胰岛素受体的数量和功能状态直接影响到胰岛素的敏感性。在肥胖等病理状态下，胰岛素受体可能会数量减少或功能受损，导致细胞对胰岛素的反应减弱，即所谓的胰岛素抵抗。

● 胰岛素分泌的协同调控

胰岛素的分泌，是一个受到多重因素精细调控的生理过程，宛如一场优雅的舞蹈，各种因素如同协同合作的舞者，共同维持着血糖的平稳与身体的健康。

血糖水平是最主要的影响因素。当血糖水平升高时，这就像一位指挥家正挥舞着指挥棒，引导胰岛素分泌明显增加，从而降低血糖水平。当血糖水平下降至正常时，胰岛素分泌也迅速恢复到基础水平。

这种调控非常灵敏，以至于在血糖水平升高后的短短 5 分钟内，胰岛素的分泌量便可增加约 10 倍。这主要得益于 β 细胞迅速释放其贮存的激素。然而，这种激增是短暂的，5~10 分钟后，胰岛素的分泌量便会减半。倘若高血糖持续存在，胰岛素的分泌将进入第二个阶段，大约是饭后 2~3 个小时，这次的高峰更为持久且分泌速率远超第一阶段，这是 β 细胞被激活后加速合成与释放胰岛素的结果。如果高血糖状态持续一周左右，胰岛素的分泌就会进一步增加，这是因为长时间的刺激促使 β 细胞增生，为身体提供更多的"降糖力量"。

除血糖外，氨基酸和脂肪酸也扮演着重要的辅助角色。许多氨基酸都能刺激胰岛素的分泌，其中以精氨酸和赖氨酸最为突出。在血糖正常的情况下，氨基酸的增加只会对胰岛素的分泌产生轻微影响。然而，当血糖升高时，过量的氨基酸会使胰岛素的分泌量成倍增加，引导身体快速降糖。

在这场复杂的调控中，虽然不同的胃肠激素分泌量很小，但其影响不可小觑。它们通过各自的方式，对胰岛素的分泌产生着深远影响。胃肠激素，如胃泌素、促胰液素、胆囊收缩素和抑胃肽，都是胰岛素分泌的"助推器"。尤其是抑胃肽，它可以显著地刺激胰岛素的分泌。这种刺激作用具有依赖消化道中葡萄糖的特性，使得胰岛素的分泌与口服葡萄糖后血糖的升高密切相关。有人将胃肠激素与胰岛素分泌之间的关系称为"肠–胰岛轴"，这种调节作用具有重要的生理意义，使食物尚在肠道中时，胰岛素就提前开始分泌，为即将从小肠吸收的糖、氨基酸和脂肪酸的利用做好准备。

除了胃肠激素，生长素、皮质醇、甲状腺激素及胰高血糖素等也通过升高血糖浓度，间接刺激胰岛素的分泌。它们是这场调控中的幕后推手，共同维持着胰岛素分泌的平衡。

最后，我们不能忽视神经系统的指挥作用。当迷走神经受到刺激时，它就通过乙酰胆碱作用于 M 受体，直接促进胰岛素的分泌。同时，迷走神经还可以通过刺激胃肠激素的释放来间接促进胰岛素的分泌。而交感神经则扮演着"制衡者"的角色，它兴奋时通过去甲肾上腺素作用于 $α2$ 受体，可以抑制胰岛素的分泌。所以，当人们紧张的时候，血糖水平也会上升，有助于我们应对危急情况。但现代社会过度紧张的环境，也可能对人们的食欲或身体健康产生影响。

总之，胰岛素的分泌受到多重因素精细调控，其中有很多复杂的过程和细节。每一次进食都是消化系统整体动员的结果，所以大家一定要养成良好的饮食习惯，保持饮食节律，这也是养护胰腺的重要一环。

除了胰岛素，胰腺功能的发挥当然也离不开其他激素的作用。

胰高血糖素：糖原调度员

胰高血糖素，这个由 29 个氨基酸组成的直链多肽分子，就像我们身体里的"糖原调度员"。它时刻准备着，一旦血糖水平下降，就会迅速行动起来，调动身体里的糖原储备，维持血糖稳定。

这个"糖原调度员"的工作非常重要，它与胰岛素这个"降糖专员"形成了一种微妙的平衡。当血糖水平降低时，胰高血糖素就会迅速分泌，通过一系列复杂的生物化学反应，加速糖原的分解，将储存的葡萄糖迅速释放，提升血糖水平。同时，它还会促进脂肪分解和脂肪酸氧化，生成更多的酮体，为身体提供额外的能量来源。

胰高血糖素的分泌受到多种因素的调节。其中，血糖浓度是最重要的调节因素之一。当血糖水平降低时，胰高血糖素的分泌就会增加；反之，则会减少。这种调节机制就像是一个灵敏的血糖感受器，时刻监测着血糖的变化，并做出相应调整。

除了血糖浓度，氨基酸也能影响胰高血糖素的分泌。当血液中氨基酸增多时，一方面会促进胰岛素的释放，降低血糖水平；另一方面，还会同时刺激胰高血糖素的分泌，防止血糖水平过低。这种双重调节作用就像巧妙的平衡术，确保了血糖的稳定。

此外，胰岛素和胰高血糖素之间存在着一种负反馈调节机制。当胰岛素分泌增加时，它会通过降低血糖水平，间接刺激胰高血糖素的分泌；而当胰高血糖素分泌增加时，它又会抑制胰岛素的分泌。这种相互制约的关系就像是一对舞伴在舞台上保持着动态平衡。

胰高血糖素与胰岛素等激素共同协作，维持着我们体内血糖水平的稳定和能量的供应。了解这些调节机制有助于我们更好地理解身体的代谢过程,并为相关疾病的治疗提供新的思路和方法。胰高血糖素样肽-1(GLP-1)就是在这种研究背景下诞生的,它最重要的功能是以葡萄糖依赖的方式促进胰腺中胰岛 β 细胞分泌胰岛素,并抑制餐后胰高血糖素的分泌。这样有助于降低餐后血糖水平,还能抑制食欲。

生长抑素:强大的全能压制者

由胰岛 δ 细胞分泌的生长抑素是一种功能强大的调节肽,它能够对多种激素的释放进行抑制,包括生长激素、胰岛素和胰高血糖素等。这种抑制作用是通过旁分泌机制实现的,即生长抑素直接作用于邻近的胰岛细胞,从而精细调节胰岛素和胰高血糖素的分泌量。这种调节机制至关重要,确保我们的身体在各种生理状态下都能维持血糖的平稳。

除了分泌生长抑素,胰岛 δ 细胞在特定条件下,如肿瘤或增生的情况下,还可能大量分泌胃泌素。胃泌素主要作用于胃壁细胞,刺激其分泌胃酸和内因子。胃酸对于食物的消化和吸收至关重要,而内因子则有助于维生素 B_{12} 的吸收。然而,当胃泌素分泌过多时,可能会导致消化道受损,甚至引发消化性溃疡等疾病。因此,胰岛 δ 细胞在分泌激素时需要保持精细的平衡,不然就可能引发健康问题。

胰岛 δ 细胞在胰岛细胞总数中所占的比例很小,通常只占胰岛细胞总数的约5%，但其重要性不容忽视，在维持体内激素平衡和血糖水平稳定方面发挥着举足轻重的作用。生长抑素"全能"的特性，也让它成为医生手中的得力武器。虽然可能造成恶心、呕吐等副作用，但它具有抑制胰腺分泌的强大能力，使得医生在胰腺炎患者或胰腺手术后患者管理中更加得心应手。

来自胃肠的好帮手：胆囊收缩素、促胰液素、抑胃肽

在我们的身体里，还有其他不同的胃肠激素扮演着维持消化系统正常运转的重要角色，它们并非来自胰腺，但是在消化过程中起着重要作用，与胰腺功能有着千丝万缕的联系。它们种类繁多，目前已知的就有40多种，而比较著名的是胆囊收缩素、促胰液素和抑胃肽。它们是我们身体内的好帮手，帮助我们把食物转化成能量，让我们的身体保持活力。

首先，让我们来认识一下由十二指肠和空肠黏膜中的细胞分泌的胆囊收缩素。顾名思义，它的主要功能之一就是促进胆囊收缩。在我们吃下含有脂肪的食物后，胆囊收缩素就会给胆囊下达指令，让它收缩并排出胆汁。胆汁是我们消化脂肪的好帮手，能将大块的脂肪分解成小颗粒，让它们更容易被身体吸收。所以，胆囊收缩素就像是脂肪消化过程中的指挥官，确保我们的消化系能够顺利应对脂肪的挑战。

除了促进胆囊收缩，胆囊收缩素还有其他本领。它能促进

胃排空，这意味着它能加速食物从胃进入小肠的过程。当我们吃了一顿大餐时，胃里装满了食物，这时就需要胆囊收缩素来"催促"胃尽快排空，以便为后续的食物腾出空间。同时，它也能确保食物在小肠里得到充分的消化和吸收。

此外，胆囊收缩素是调节胰岛素分泌和肠道蠕动的高手。它能刺激胰岛细胞释放胰岛素，帮助我们降低血糖水平。这对于维持身体的能量平衡非常重要。同时，它还能调节肠道的蠕动节奏，确保食物在消化道里畅通无阻。

接下来，我们来聊聊促胰液素。促胰液素主要负责调节血糖水平和促进能量代谢。当身体需要能量时，比如我们进行运动或思考时，促胰液素就会出手相助，升高血糖水平。它是怎么做到的呢？原来，促胰液素能促进肝糖原的释放和合成，同时还能抑制胰岛β细胞分泌胰岛素。这样一来，血糖水平就会升高，为我们提供足够的能量。

当然，促胰液素的功能远不止于此。它还能促进肠道吸收葡萄糖，这意味着它能帮助小肠细胞更快地吸收食物中的葡萄糖，这对于维持身体的血糖稳定非常重要。同时，促胰液素也能抑制胃排空，让食物中的葡萄糖逐渐释放到小肠中。这样一来，就能避免血糖水平突然升高或降低，保持身体的平稳运转。

最后，我们来认识一下抑胃肽。抑胃肽的主要功能之一就是抑制胃酸分泌和胃蛋白酶原分泌。胃酸和胃蛋白酶原是我们消化食物的重要物质，但它们有时也会"过度兴奋"，导致胃黏膜受损。这时，抑胃肽就会发挥它的保护作用，减少胃酸和胃蛋白酶原的分泌，从而减少对胃黏膜的潜在损伤。

除了保护胃黏膜，抑胃肽还有其他本领。它能刺激胰岛素释放，帮助我们调节血糖水平。同时，它还能抑制胃的蠕动与排空，让我们有更多的时间来消化和吸收食物中的营养。此外，抑胃肽能刺激小肠液的分泌，进一步促进食物的消化吸收。可以说，抑胃肽是我们消化系统中的"多面手"，既能够保护胃黏膜，又能够帮助我们更好地消化和吸收食物。

总的来说，胆囊收缩素、促胰液素和抑胃肽都是我们体内的重要激素，各自具有独特的功能和作用。它们协同工作，确保消化系统能够正常运转，将食物转化成能量和养分，让我们的身体保持健康和活力。

5. 胰腺间质细胞——默默无闻的建筑师

胰腺间质细胞的名字听起来有点儿专业、陌生，其实它在我们身体里扮演着非常重要的角色。假如把胰腺想象成一个大家庭，间质细胞就像是这个家庭里默默付出的成员，看起来微不足道，但不可或缺。

首先，间质细胞给胰腺提供了稳固的"家"，就像我们住的房子需要坚固的框架来支撑一样，胰腺也需要一个稳定结构来保持它的形状和功能。间质细胞就像建筑工人，不断地产出"建筑材料"——细胞外基质，比如胶原蛋白、纤维连接蛋白等。这些"建筑材料"交织在一起，形成一个三维的网状结构，把胰腺里的其他细胞紧紧地连接在一起，确保它们不会"流离失所"。

除了给胰腺建"房子"，间质细胞还是胰腺里的"环境调控师"。胰腺里的细胞需要一个舒适的环境才能正常工作，而这个环境就是由间质细胞来打造的。它们会分泌各种各样的生长因子、细胞因子和趋化因子，这些因子就像是魔法粉末，撒在胰腺里，让各种细胞能够感受到温暖和滋养。这样，胰腺里的细胞就能在这个温馨家园里茁壮成长，发挥出它们各自的功能。

当然，间质细胞还有一个重要的身份，就是胰腺里的"免疫守护者"。当胰腺受到损伤或者发生炎症的时候，间质细胞就会立刻行动起来，变成"警报器"，向身体里的免疫细胞发出求救信号。免疫细胞收到信号后，就会迅速赶到受损部位，与间质细胞并肩作战，共同抵御外敌的入侵。这样，胰腺就能在最短的时间内恢复到最佳状态。

然而，在某些特殊情况下，比如患胰腺癌的时候，间质细胞可能会"叛变"。它们不再为胰腺服务，转而投向癌细胞的怀抱。这时候的间质细胞就像是叛徒，不仅不帮助身体抵御癌细胞，反而助纣为虐，为癌细胞提供养分和庇护。它们会促进癌细胞的增殖、迁移和侵袭，让肿瘤在身体里肆无忌惮地扩张。同时，它们还会抑制免疫细胞的活性，让免疫细胞无法有效地识别和攻击癌细胞。这样一来，胰腺癌患者的病情就会迅速恶化，给患者的生命带来极大的威胁。

不过，幸亏科学家已经意识到间质细胞在胰腺癌中的重要作用，并且正在积极寻找对策来"拯救"这些"叛徒"。他们希望通过研究间质细胞的特性和功能，找到一种能够重新激活它们对抗癌细胞的方法。这样一来，间质细胞就能重新回到胰腺的大家庭里，继续为身体的健康贡献自己的力量。

6. 导管细胞——平常管道也可以化身夺命恶魔

在前面的内容中我们了解到，胰腺导管细胞除了开辟运输胰液的管道，也能分泌丰富的无机盐，可以稀释胰液，调节酸碱度。不过，你也许不知道，胰腺导管细胞还具有一定的再生和修复能力。当胰腺受损或发生炎症时，导管细胞可以增殖并分化为新的细胞，以修复受损的组织。然而，在某些情况下（慢性胰腺炎或胰腺癌等），导管细胞的正常功能可能会受到破坏，导致胰液分泌受阻或细胞发生恶变。

关于胰腺导管细胞的发育和分化，目前的研究表明它们起源于胚胎时期的胰腺祖细胞。这些祖细胞具有增殖和分化的潜能，可以发育成胰腺的所有细胞类型，包括导管细胞、腺泡细胞和内分泌细胞。在发育过程中，祖细胞经历了一系列的分子信号调控和网络互作，最终分化为成熟的胰腺导管细胞。如果这个过程中由于外部调节影响而发生错误，就可能会让它变成夺命的胰腺癌细胞。

当谈到胰腺导管细胞的恶变时，我们实际上是在探讨细胞如何从正常状态转变为恶性肿瘤细胞的过程。这个过程是复杂且多步骤的，就像一部情节复杂的连续剧，有多个角色和因素参与其中。

首先，恶变往往是从一个或几个基因突变开始的。这些突变可能是遗传的，也就是说我们从父母那里继承来的，也可能是后天的一些环境因素导致的，比如长期吸烟、接触有害化学物质或者患有慢性胰腺炎等。这些突变就像是细胞内部的叛徒，它们会改变细胞原本的生长和分化规则，让细胞获得不正常的增殖能力。

随着恶变的进一步发展，胰腺导管细胞可能会变得越来越不像它们原来的样子，失去原有的功能和形态。它们可能会变得更具有侵袭性，就像是一群暴徒开始破坏周围的正常组织。这些细胞可能会穿透周围的基底膜，侵入血管或淋巴管，然后通过这些管道扩散到身体的其他部位，形成新的肿瘤，也就是我们通常说的"转移"。

在这个过程中，有一些重要的信号通路和分子机制会被激活，它们就像是帮凶，为恶性肿瘤细胞的生长和扩散提供支持。比如 *KRAS* 基因突变，这个突变在胰腺癌中非常常见。*KRAS* 基因在肿瘤细胞生长以及血管生成等过程中起调控作用，正常的 *KRAS* 基因可抑制肿瘤细胞生长，如果发生突变，它就会持续刺激细胞生长，导致肿瘤的发生。它就像是一个被卡住的开关，持续地发出促进细胞生长的信号。另外，还有一些肿瘤抑制基因，比如 $P53$，它们原本的作用是防止细胞过度增殖。但是当它们失活时，就像失去了刹车，细胞会失去对异常增殖的控制。

除了基因突变，肿瘤微环境也在胰腺导管细胞恶变中扮演着重要的角色。这个微环境就像一个复杂的"社区"，里面有各种各样的细胞，包括炎症细胞、血管细胞、成纤维细胞等。这些细胞会相互作用、相互影响，形成一张支持肿瘤生长和转移的网络。它们就像是幕后黑手，为恶性肿瘤细胞提供养分、氧气和生长空间，帮助肿瘤不断壮大和扩散。

总的来说，胰腺导管细胞的恶变是一个涉及多个因素、多个步骤的复杂过程。要预防和治疗胰腺癌，就得保持健康的生活方式、避免接触有害因素，才能尽量避免导管细胞"背叛"身体。

（三）市场开始供货，城市开始苏醒

1. 胰腺的节律

当我们谈论胰腺与人体节律时，其实是在探讨一个相对复杂但非常有趣的话题。人体内部有一个精密的"时钟"系统，被称为生物钟，它调控着我们身体各种生理活动的节奏，包括睡眠、饮食、代谢等。胰腺作为我们身体的一个重要器官，其功能和活动也受到了这个生物钟的影响，呈现出一种特有的节律性。

首先，让我们的视线再次回到调控糖代谢的胰岛素和胰高血糖素。这两种激素在调节血糖水平方面扮演着关键角色。而有趣的是，它们的分泌并不是随意发生的，而是遵循着一种明显的昼夜节律。白天，当我们进食时，胰岛素的分泌会增加，帮助我们将食物中的葡萄糖转化为能量；而到了夜晚，当我们休息时，胰高血糖素的分泌则会相对增多，以确保我们不会因为长时间没有进食而血糖水平过低。这种节律性的分泌模式，就像是我们身体内部的一个精准调度员，确保血糖水平始终保持在一个稳定的范围内。

除了内分泌功能，胰腺的外分泌功能也同样受到了生物钟的调控。虽然胰液的分泌主要受到摄入的食物刺激，但研究发现，在没有食物刺激的情况下，胰液的分泌也会表现出一种自发性的节律。这种节律可能与我们身体内部的生物钟信号有关，它确保消化系统始终保持在一种待命状态，随时准备应对食物的摄入。

当然，胰腺与人体节律之间的关系不仅仅局限于这些。我们的生活习惯、饮食习惯、睡眠质量以及应激水平等，都可能对胰腺的健康和功能产生影响。比如，我们经常暴饮暴食、饮食不规律，那么这种不良的生活习惯可能会干扰到胰腺的正常节律，增加我们患上胰腺炎、糖尿病等代谢性疾病的风险。同样，如果我们长期睡眠不足、处于高度应激状态，那么这种不良的生活方式可能会对胰腺产生负面影响。

总的来说，胰腺与人体节律之间存在着一种微妙而复杂的关系。通过了解和尊重这种关系，我们可以更好地维护胰腺的健康，促进身体的整体健康。养成一种规律的生活习惯，保持良好的饮食习惯和充足的睡眠，同时学会合理地应对生活中的各种压力和挑战，这样我们才能确保胰腺始终保持在最佳的工作状态。

2. 胰腺与菌群

胰腺与肠道菌群之间的关系是一个相对较新且引人入胜的研究领域。近年来，科学家逐渐认识到，人体的微生物群落（尤其是菌群）在健康与疾病中扮演着至关重要的角色。而胰腺作为消化系统的重要器官，自然也与这些微小的生命体有着千丝万缕的联系。

首先，我们需要了解菌群在人体内的分布情况。人体内部和外表都存在着大量的微生物，包括细菌、真菌、病毒等。这些微生物共同构成了人体的微生物群落，其中以细菌的数量和种类最为丰富。在消化系统中，菌群主要分布在肠道内，它们与宿主之间形成了一种微妙的共生关系。它们组成了一个复杂的社区，被称为肠道菌群。

那么，胰腺与菌群之间又有何联系呢？一方面，胰腺分泌的消化酶和碳酸氢盐等物质对肠道环境有着重要的影响。这些物质能够调节肠道的pH值和营养素的消化与吸收，从而影响菌群的组成和活动。另一方面，菌群也通过产生代谢产物、调节免疫应答等方式对胰腺的功能产生影响。例如，某些肠道菌群产生的短链脂肪酸等代谢产物可以促进胰岛素的分泌和敏感性，从而调节血糖水平。[8]

此外，研究表明，菌群失调（微生物群落的组成和功能发生改变）与多种胰腺疾病的发生和发展密切相关。例如，在胰腺炎和胰腺癌等疾病中，菌群的改变可能导致肠道屏障功能的破坏和炎症反应的加剧，从而加重病情。因此，通过调节菌群来预防和治疗胰腺疾病成为当前研究的热点之一。[9]

科学家一直在努力研究胰腺癌，他们发现胰腺癌与菌群有很大的关系。如果人体内有些特定的细菌，比如牙龈卟啉单胞菌增多，就可能会增加患胰腺癌的风险。[10]

科学家还发现，胰腺癌患者的肠道菌群与健康人的有所不同。在胰腺癌患者的肠道里，某些类型的细菌会增多，而另一些类型的细菌则会减少。这些细菌可能会通过不同的方式影响胰腺癌的发展。例如，它们可能会产生一些物质，这些物质能够加速癌细胞的生长。另外，这些细菌可能会从肠道转移到胰腺，并在那里"定居"，进一步促进癌症的发展。

但有趣的是，科学家也发现了一些对胰腺癌患者有益的细菌。一些长期带癌生存的胰腺癌患者的肠道菌群更加多样化，而且含有一些特定的有益细菌。这些细菌似乎能够激发患者的免疫系统，帮助身体对抗癌症。

胰腺与菌群之间存在着复杂而微妙的相互作用。未来的研究将进一步揭示它们之间的内在联系和机制，为胰腺疾病的诊断和治疗提供新的思路和方法。同时，随着人们对微生物群落认识的加深，我们有望通过调节菌群来改善和维护胰腺健康，为人类的健康事业书写新的篇章。

3. 吃下一个汉堡以后：精密的配合，消化总动员

在现代社会快节奏的生活中，午餐往往变成了一种匆忙的仪式。正午时分，当生物钟以胃中的咕噜声提醒我们进食这一生理需求时，我们往往会寻找一种能快速有效解决饥饿的方案。汉堡作为一种流行的高效快餐，成为人们日常的选择。

然而，在这一简单的选择背后，隐藏着一系列复杂的生物化学过程。实际上，每一次咀嚼和吞咽都是一次消化系统的总动员。汉堡中的面包、生菜、肉类和奶酪，在进入我们的消化系统后，都将经历一系列的打包、配送过程。

从唾液中的淀粉酶开始分解碳水化合物，到胃酸和消化酶协同作用以分解蛋白质，再到小肠中由胰腺分泌的酶和肝脏产生的胆汁共同作用，将食物分解为微小的分子，以便吸收，其中的每一个步骤都经历了科学探索，每一次转化都是生物学的奇迹。

图 2-6 精密配合的消化总动员

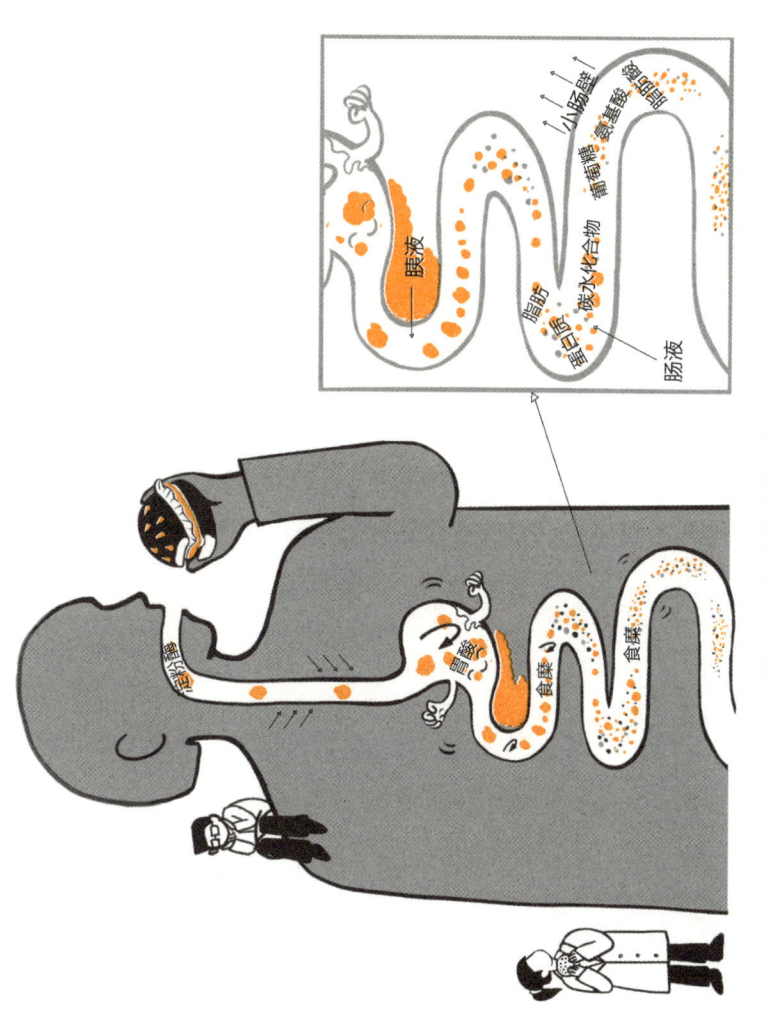

第 2 章 胰腺的一日生活 Vlog　　081

一个汉堡如何被转化为能量和营养，成为维持我们日常生活的动力？我们来深入了解一下人体消化系统的精密机制。

咬一口汉堡后，发生了什么？

首先，让我们关注咬下汉堡的那一刻。随着我们开始咀嚼，唾液中的淀粉酶开始发挥作用，专门分解汉堡中含有的淀粉类成分。咀嚼过程中，食物被物理性地分割成更小的颗粒，这样做不仅增加了食物与消化酶的接触面积，而且有助于消化酶更有效地进行化学分解。这个原理类似于调味品需要充分与食物混合才能均匀地入味。通过咀嚼，我们实际上是在为后续的消化过程做准备，确保食物能够被充分分解和吸收。

在继续进食之前，我们必须先咽下已经咀嚼过的食物。这一过程中，经过咀嚼的汉堡会通过食道传送至胃部。食道的主要功能是依靠肌肉的蠕动，将食物推进胃中。

一旦汉堡进入胃中，消化过程就进入了一个新的阶段。胃开始分泌盐酸，也就是胃酸，这种强酸可以消灭食物中的细菌，并为胃蛋白酶的工作创造条件。胃蛋白酶是一种特殊的酶，习惯在酸性条件下工作，它开始分解食物中的蛋白质。同时，胃部的肌肉会收缩和放松，这种运动有助于将食物与胃液混合，并将食物颗粒进一步打碎，形成一种半液体的食糜。

胃不仅可以储存食物，还能通过肌肉的扩张来容纳更多的食物。在食物进入胃之后，胃壁会分泌胃液，并开始进行肌肉的蠕动，这个过程被称为移行性复合运动。这些动作有助于将食物与胃液混合得更加均匀，并进一步分解食物。

胃液由盐酸、黏液、内因子和胃蛋白酶原组成。盐酸不仅可以杀死细菌，还能降低胃内的pH值，为胃蛋白酶的激活提供酸性环境。胃蛋白酶原在盐酸的作用下转变为活性的胃蛋白酶，开始将蛋白质分解成小分子肽和氨基酸。同时，黏液和碳酸氢盐在胃壁上形成保护层，防止胃酸对胃壁造成伤害。

随着食物在胃中消化，食糜逐渐变得更加稠密，并开始分批进入小肠。胃的排空是一个复杂的过程，受到食物体积、胃液酸度和小肠接受能力等因素的影响。通常，完全消化一个汉堡可能需要2~4个小时，具体时长会因食物种类和个人消化能力的不同而有所变化。

总的来说，胃部消化是一个涉及物理和化学分解的复杂过程，同时也受到神经和内分泌系统的调节，确保食物能够以适当的形式和速度进入小肠，以便进行更进一步的消化和吸收。

现在，吃下的汉堡已经变成食糜，并开始进入小肠。小肠是消化和吸收食物中营养素的主要部位。胰腺分泌的胰液和小肠腺分泌的肠液含有多种消化酶，这些消化酶分别负责分解食糜中的脂肪、碳水化合物和蛋白质。经过消化，食物中的营养素，例如葡萄糖、氨基酸和脂肪酸，会通过小肠壁进入血液。

整个消化过程依赖于多种消化酶和体液的共同作用，以及消化道各部分的紧密配合。

我们已经了解了吃汉堡时的消化过程：从口腔中的咀嚼和唾液淀粉酶的作用开始，经过胃中的物理和化学分解，再到小肠中胰液和肠液加入后的作用，将食物分解成更小的分子，为营养素的吸收做好准备。

接下来，我们会讨论这些营养素如何通过小肠内壁被吸收到血液，以及身体是如何使用这些吸收进来的营养素提供能量和促进生长的。

● 小肠的吸收功能

首先，我们来看看营养素被吸收的主要场所——小肠。小肠是消化道中最长的部分，长度大约为5~7米。小肠的吸收功能非常强大且复杂，涉及不同类型的细胞和多种分子机制。

小肠内壁有很多环形皱褶，皱褶表面有许多绒毛状突起，我们称之为小肠绒毛。每根小肠绒毛的表面还有更细小的微绒毛，这些结构大大增加了小肠的吸收面积，使其可以达到200~300平方米。小肠绒毛内部有很多毛细血管和淋巴管，它们负责将吸收的营养素运送到全身各个部位。

营养素的吸收过程就像是搬运物资，主要包括被动扩散、主动运输、胞吞和胞吐等方式。

被动扩散是一种不需要消耗能量的搬运方式，分子沿着浓度梯度从浓度高的地方移动到浓度低的地方，就像自动从富裕的地方补给到贫穷的地方。例如，水、二氧化碳、氧气和脂溶性维生素等物质就是通过被动扩散被吸收的。

主动运输则需要消耗能量，它是一种逆着浓度梯度搬运物资的方式，就像是用抽水泵把池塘里的水抽调到大河里。这个过程需要特殊的载体蛋白帮助。大多数氨基酸、葡萄糖、电解质等物质就是通过主动运输被吸收的。

胞吞是细胞将大分子物质包裹在囊泡里，就像是用集装箱把大型物品集中运输进细胞，然后慢慢使用。比如，某些蛋白质和多肽通过胞吞方式被吸收。

胞吐是细胞将内部的一些物质包裹在囊泡里排出细胞，就像是把货物从仓库里运出来。比如，胆盐这种胆汁参与消化与吸收的主要成分和某些消化酶，就通过胞吐方式被重新分泌到小肠腔。

● 营养素在体内的"物流线路"

在小肠绒毛中，有两套系统负责将营养素运输到全身：毛细血管和淋巴毛细管。它们的流动方向是相反的，这样可以帮助人体更有效地吸收营养素。血液从绒毛的底部向上流动到顶端，而淋巴液则从顶端向下流动到底部。

小分子营养素，如氨基酸和葡萄糖，一旦被吸收进毛细血管，就会通过门静脉系统被运送到肝脏。这些营养素在肝脏内会接受进一步加工和分配，然后被送到全身各个部位。

另一方面，脂肪的消化产物，如脂肪酸和甘油酯，受限于它们的特性，不能直接进入血液循环，而是先进入淋巴系统。它们通过毛细淋巴管流动，最终汇入血液循环，为身体提供能量或被储存起来。

这个复杂的运输过程受到多种因素的精确调控，包括肠道激素的分泌、神经系统的信号、肠道内的pH值和渗透压等，确保营养素能够高效、有序地被吸收和分配。

面包、鸡块和冰激凌，消化过程有什么不同？

在详细探讨了小肠的吸收机制之后，我们将转向更具体的内容：碳水化合物、蛋白质和脂肪的吸收过程。

接下来，让我们一面享受着汉堡带来的满足感，一面逐一品尝这道科学盛宴的各个部分。

首先，让我们从最常见的能量来源开始，了解碳水化合物是怎么被消化和吸收的。

当你咬下一口面包时，面包中的碳水化合物（主要是淀粉和少量的单糖）就开始了它们的消化之旅。在口腔中，唾液中的淀粉酶已经开始工作，将淀粉分解成较短的多糖和麦芽糖。然后，这些部分分解的碳水化合物随着其他食物一起进入胃。

胃的主要功能是暂时储存食物，并进行初步的物理搅拌。胃对碳水化合物的化学分解作用不大，所以大部分淀粉在胃中并没有进一步分解。

接下来，这些部分消化的食物（食糜）进入小肠，这里才是碳水化合物的主要消化和吸收场所。胰腺分泌的胰淀粉酶在小肠中将淀粉进一步分解成麦芽糖，随后小肠腺分泌的麦芽糖酶将麦芽糖分解成葡萄糖。此外，小肠壁上的酶还负责将其他类型的糖分解成单糖。

葡萄糖是小肠吸收的主要糖分，它通过小肠绒毛进入血液循环。这是通过主动运输完成的，因为需要特殊的载体蛋白（比如葡萄糖转运蛋白2，即GLUT2）来帮助葡萄糖穿过细胞膜，这个过程需要消耗能量。一旦葡萄糖进入肠上皮细胞，它就会通过门静脉系统进入肝脏，然后被分配到全身各个部位。

血液中的葡萄糖是身体细胞的主要能量来源。细胞通过呼吸作用将葡萄糖转化为ATP（三磷酸腺苷），这是细胞进行各种生命活动所需的能量分子。如果身体不需要立即使用这些葡萄糖，它们就会作为糖原储存在肝脏和肌肉中，或者转化为脂肪以备将来使用。

接下来，让我们尝尝鸡块。鸡块中的蛋白质在我们的消化系统中被分解成氨基酸，然后被吸收进入血液循环，为身体提供营养。

当我们咀嚼鸡块时，虽然唾液中的淀粉酶主要作用于淀粉，但咀嚼动作本身将鸡肉物理性地分解成更小的颗粒，这样有助于增加食物与消化酶的接触面积，为后续的消化过程打下基础。

鸡块进入胃后，胃的酸性环境促使胃蛋白酶前体（胃蛋白酶原）转变为活性的胃蛋白酶。这些胃蛋白酶开始将蛋白质分解成小分子肽和多肽。胃的蠕动则将食物与胃液进行混合,进一步促进蛋白质的消化。

随后,这些部分消化的鸡块(食糜)进入小肠。胰腺分泌的胰蛋白酶、胰凝乳蛋白酶等消化酶进入小肠,它们继续将蛋白质分解成更小的肽和氨基酸。小肠腺也分泌肠激酶和其他消化酶,共同完成蛋白质的完全分解。

小肠壁上的微绒毛极大地增加了吸收面积,氨基酸主要通过这些微绒毛被吸收。氨基酸通过主动运输机制进入肠上皮细胞,这一过程需要特殊的载体蛋白,并且消耗能量。一旦氨基酸进入肠上皮细胞,它们就会进入血液循环,通过门静脉系统进入肝脏,然后被分配到全身各个部位。

血液中的氨基酸是身体合成蛋白质、酶、激素等重要物质的基础。就算身体不需要额外的蛋白质来合成新的组织,氨基酸也可以被转化为能量或储存为脂肪。

现在,让我们尝尝冰激凌。冰激凌中的脂肪将通过我们的消化系统被分解和吸收,转化为身体可以利用的形式。

当冰激凌进入口中时,由于它的低温,我们能够体验到脂肪的感官特性,如口感和风味。但在口腔中,脂肪并不会发生化学分解。

冰激凌进入胃后,胃的肌肉开始收缩,将冰激凌与胃液混合。胃液中的胃脂肪酶开始分解脂肪为较小的脂肪酸分子和甘油。然而,由于冰激凌的低温,消化酶的活性可能降低,导致脂肪分解的速度减慢。

接下来，冰激凌进入小肠，这里是吸收脂肪的主要场所。胰腺分泌的胰脂肪酶在小肠中将脂肪分解成脂肪酸和甘油。脂肪酸和甘油通过小肠细胞的细胞膜进入肠上皮细胞。短链和中链脂肪酸可以直接通过血液进入肝脏；长链脂肪酸和甘油则需要进一步转化为胆固醇酯和甘油三酯，并与蛋白质结合形成胆固醇脂蛋白，才能通过淋巴系统进入血液循环。

一旦脂肪酸和甘油进入肠上皮细胞，它们就会被重新组装成甘油三酯，并与胆固醇、蛋白质等结合形成乳糜微粒。乳糜微粒通过淋巴管进入淋巴系统，最终进入血液循环。在血液中，乳糜微粒释放出脂肪酸。血液中的脂肪酸被身体细胞用于产生能量、构建细胞膜和完成其他生物化学过程。过量的脂肪酸会被储存于脂肪细胞中，作为长期的能量储备。

进食调控：是什么影响着进食过程？

午餐时间的决定往往伴随着一种生理上的期待，特别是在你选择吃汉堡的时候。你可能会发现自己突然感到饥饿，甚至不由自主地流口水。这是身体对食物产生的一种自然反应，特别是当你闻到同事盘中的饭菜香味或看到眼前的汉堡时，这种感觉会变得更加强烈。

这些反应并不仅仅是因为你看到了美味的食物，还是因为你的大脑接收到想要进食的信息后，开始了一系列复杂的神经和体液调节过程。从大脑对食物的渴望到消化系统的激活，每一步都是身体为即将到来的进食所做的精心准备。

接下来，我们将探讨进食的"神经体液调节"机制，了解身体是如何通过神经信号和激素的精确协调来准备、进行和结束一次进食的。这不仅是一个关于饥饿和满足的故事，更是一个关于身体内部复杂交流的精彩篇章。

● 何为神经体液调节？

决定吃汉堡后，大脑中的视觉和记忆区域被激活，产生了对汉堡的期待和想象。这种条件反射可以引起唾液分泌和胃液分泌的增加，为食物的消化做准备。闻到隔壁同事的饭菜香味时，嗅觉感受器检测到食物的气味，将信息传递到大脑。嗅觉是强烈的食欲刺激因素，可以增强饥饿感和食欲。

当你看到汉堡时，视觉刺激进一步使食欲增强。视觉信息通过眼睛传递到大脑，大脑对食物的视觉形象做出反应，引发更强烈的饥饿感和唾液分泌。

大脑的响应激活了下丘脑，这是调节饥饿和饱腹感的关键脑区。下丘脑通过神经途径刺激胃肠道和胰腺，引起胃肠激素的分泌，如胃泌素、胰岛素和胰高血糖素样肽-1等。胃泌素的分泌增加，刺激胃的肌肉层开始收缩，增加胃液分泌，为食物的消化做准备。胰岛素的分泌增加，准备将血糖水平降低，同时促进细胞对葡萄糖的吸收。胰高血糖素样肽-1的分泌增加，可以减缓胃排空，增加饱腹感。

唾液腺在神经调节的作用下分泌唾液，为食物的消化做准备。唾液中含有淀粉酶，开始对食物中的淀粉进行初步的化学消化。

整个过程中，神经调节和体液调节机制相互作用，通过条件反射、嗅觉和视觉刺激、神经内分泌反应和唾液分泌等方式，调节食欲和消化过程，为食物的摄入和消化做准备。

● 什么是"饱腹感"？

当你享用汉堡时，很快就会感到差不多吃饱了。这种感觉，我们称之为"饱腹感"，是身体在进食过程中发出的一个重要信号。那么，你有没有想过，饱腹感是如何产生的，又是如何让你知道自己已经吃饱了呢？

饱腹感是指身体在摄入足够的食物后感到满足和不再饥饿，这种感觉涉及复杂的神经体液调节机制。

在食物进入胃之后，胃开始扩张以容纳食物。胃壁上的拉伸受体（机械感受器）检测到这种扩张，并向大脑发出信号。这些信号被传递到大脑的"饱腹中枢"（位于下丘脑），从而产生饱腹感。

摄入食物后，胃肠道开始分泌一系列激素，这些激素在调节饱腹感中起着关键作用。其中包括"胃饥饿素"（胃生长激素释放素）、胰岛素、胰高血糖素样肽-1、酪酪肽和胆囊收缩素等。胃饥饿素在饥饿时分泌增加，而在进食后分泌减少，它能促进食欲。胰岛素在血糖升高时分泌，促进细胞对葡萄糖的吸收，降低血糖水平，并产生饱腹感。胰高血糖素样肽-1和酪酪肽在摄食后由肠道分泌，它们能减缓胃排空，减少食欲，并增加饱腹感。胆囊收缩素在摄入脂肪和蛋白质后分泌，增加饱腹感，减少食欲。

在食物中的碳水化合物被消化吸收后，血糖水平升高，胰岛素分泌增加。胰岛素促进细胞对葡萄糖的吸收和利用，使血糖水平下降，同时产生饱腹感。

下丘脑是调节饱腹感的关键脑区，它接收来自胃、肠道和血液的激素信号。下丘脑中的饱腹中枢（如弓状核）在接收到这些信号后，通过神经途径调节食欲和饱腹感。

总的来说，饱腹感是多种因素共同作用的结果，包括胃的机械扩张、胃肠激素的分泌、血糖水平的调节，以及下丘脑的神经调节等。这些复杂的神经体液调节机制确保了我们在摄入足够食物后感到满足，停止进食。

- 血糖调节：从饥饿到饱腹之间发生了什么？

从饥饿到吃汉堡后有饱腹感，又到再次感到饥饿，我们的身体经历了一系列复杂的生理变化。在这个过程中，血糖水平是最关键的指标之一。当我们感觉饿了时，血糖水平下降，身体开始发出信号，促使我们寻找食物。当我们开始吃汉堡时，血糖水平开始上升，这是身体在消化食物。当我们感觉吃饱时，血糖水平达到峰值，然后逐渐下降，这是身体在消化和吸收食物。之后，当血糖水平下降到一定程度时，身体会再次发出饥饿信号，提醒我们寻找食物。

这个过程是身体为了维持能量平衡而进行的自我调节。了解这个过程，有助于我们更好地控制饮食，保持健康的饮食习惯。

- 当我们处于空腹状态时，血糖水平通常较低，因为身体在夜间或长时间没有进食后消耗了储存的葡萄糖。为了保持血糖水平稳定，胰腺会分泌胰高血糖素，促使肝脏分解储存的糖原，并将其转化为葡萄糖释放到血液中。此外，肾上腺会分泌肾上腺素和皮质醇这两种激素，它们可以进一步促进糖原的分解和葡萄糖的释放，帮助身体维持血糖水平稳定。

- 当我们开始进食时，食物中的碳水化合物被消化吸收，导致血糖水平上升。为了应对这一变化，胰腺分泌胰岛素，促进身体细胞（特别是肌肉和脂肪细胞）吸收葡萄糖，从而降低血糖水平。同时，胰岛素还促进肝脏和肌肉细胞将多余的葡萄糖转化为糖原储存起来，确保血糖水平稳定。饭后，随着血糖水平的逐渐下降，胃肠道分泌胰高血糖素样肽-1和酪酪肽等激素，减缓胃排空速度，增加饱腹感。这些过程共同作用，确保我们的身体在进食后能够有效地处理食物，维持血糖水平的稳定。

- 在两次进食之间,我们的血糖水平会逐渐下降。当血糖水平下降时,胰腺会减少胰岛素的分泌,并可能再次分泌胰高血糖素和肾上腺素——这些激素会促使肝脏分解储存的糖原,将其转化为葡萄糖,以维持血糖水平的稳定。

- 当我们再次进食时,血糖水平会再次上升。胰岛素的分泌会增加,以帮助身体细胞吸收血液中的葡萄糖,维持血糖水平的稳定。

  在上述整个过程中,血糖水平的调节是一个高度精密的动态平衡过程,它涉及胰岛素、胰高血糖素、肾上腺素、皮质醇等多种激素的相互作用,以及胰腺、肝脏、肌肉和脂肪等组织的协同工作。这种调节确保了血糖水平在进食和空腹状态下都能保持在适宜的范围内,为身体提供稳定的能量来源。

  简单的一顿汉堡快餐,背后竟隐藏着如此复杂的知识,在这个过程中,胰腺发挥着很关键的作用。经过前文中对于胰腺基本知识的学习,现在你对自己吃下的每一口食物,以及身体会发生什么,可以说完全了解了。下一章,让我们来了解日常生活中常见的胰腺疾病,以及一些非常罕见但应该知晓的胰腺疾病。

第二部分
胰腺的重重危机

第 3 章
胰腺为什么病了？

前文中，我们已经带你了解了关于胰腺的历史和背景知识，并知晓了胰腺的奥秘。现在，我们将进一步探索胰腺疾病的领域。胰腺，这个深藏在我们身体内部的腺体，虽然平时并不受重视，但它一旦生病，却可能给我们的生活带来不小的麻烦。胰腺疾病，顾名思义，就是影响胰腺正常功能和结构的病症。这些疾病多种多样，既包括前文中提到的急性胰腺炎，也有慢性胰腺炎、胰腺癌、胰腺囊肿等。它们或轻或重，无疑都给患者的生活带来了不小的困扰。

想象一下，如果胰腺出了问题，你可能会面临怎样的困境？腹痛、消化不良、体重下降，这些症状不仅影响你的身体健康，更可能让你的心理承受着巨大的压力。因此，了解胰腺疾病并预防其发生，就显得尤为重要。

接下来，我们将带你深入了解这些胰腺疾病的成因、症状、诊断和治疗。你会发现，许多胰腺疾病与我们的生活习惯、饮食结构密切相关。比如，高脂饮食、过量饮酒、暴饮暴食等都可能是诱发胰腺炎的危险因素。而胰腺癌虽然相对罕见，但恶性程度高，早期发现和治疗至关重要。

通过阅读，我们还将更好地了解如何保护胰腺，预防疾病的发生。记住，健康的生活方式，定期体检，以及及时的医疗干预，都是我们守护胰腺健康的重要武器。让我们一起探索胰腺疾病的奥秘，为健康保驾护航。

（一）急性胰腺炎：大水冲了龙王庙，自家人打自家人

虽然胰腺平时默默无闻，但它一旦发起病来，就可能让人痛不欲生。急性胰腺炎是其中一种可能的情况，它就像是一场胰腺组织的"内乱"，让身体陷入混乱与痛苦之中。胰腺炎有轻有重，有时候人们犯胰腺炎了，自己却不知道。有时候，患者身患重症急性胰腺炎，到急诊时往往有生命危险，着实让医生和家属捏一把汗。根据《柳叶刀》杂志2020年的综述，即使接受最先进、最及时的治疗，仍约有20%的急性胰腺炎患者会进展成急性坏死性胰腺炎，潜在的死亡率可达40%。[11]

急性胰腺炎的病理机制较为复杂，其核心机制是消化酶在胰腺中被提前激活了。这些激活的胰酶会开始消化胰腺自身的组织，导致胰腺损伤。在某些情况下，胰管梗阻也可能加剧这

一过程，导致胰液分泌受阻，最终造成胰腺酶的泄漏和扩散，从而加重炎症反应。组织蛋白酶将胰蛋白酶原激活，进而通过"瀑布效应"激活其他消化酶，具有消化能力的消化液在胰腺内泛滥，发生自我消化。

1. 酒精性胰腺炎：难以拒绝的烧烤+啤酒

夜幕降临，华灯初上，街边的烧烤摊开始热闹起来。烤肉的香气四溢，吸引着路过的食客。小王和朋友们围坐在烧烤摊前，一边品尝着美味的烤肉，一边畅谈人生。几杯冰镇啤酒下肚，小王感到一阵舒爽。然而，他并没有意识到，这样的饮食习惯正在悄悄威胁着他的胰腺健康。深夜，小王突然上腹部剧痛，本来以为是烧烤不卫生，吃了几片胃药后却毫无作用，小王忙到医院急诊就医。

同一个夜晚，张先生邀请了一群好友来家中聚餐。餐桌上，美食琳琅满目，色香味俱全，而最引人注目的还是那瓶陈年白酒。在中国文化中，酒是聚会中不可或缺的调和剂，觥筹交错间，友情在酒杯的碰撞中得到了升华。酒过三巡，气氛逐渐热烈起来。张先生和朋友们的话题从家长里短延伸到了国际大事，笑声和敬酒声此起彼伏。白酒的醇香在空气中弥漫，每个人的脸上都洋溢着快乐。然而，快乐的时光总是短暂的。聚餐接近尾声时，张先生突然感到剧烈的腹痛，像是有什么东西在肚子里翻江倒海。他脸色瞬间变得苍白，额头上冒出了豆大的汗珠。朋友们见状，立刻将他送往医院。

烧烤的香气、美酒的醇香都让人着迷，但长期大量摄入这些高脂肪、高热量的食物和饮品，会增加胰腺的负担。暴饮暴食容易导致胰管压力骤然升高，引发急性胰腺炎。事实上，像小王、张先生这样因为不良饮食习惯导致急性胰腺炎的案例并不少见。这就是酒精性胰腺炎或脂源性胰腺炎常见的发病因素，也是医生在急诊室常见的疾病病程。

2. 胆源性胰腺炎：不痛不要紧，痛起来要人命！

除了不良饮食习惯，胆囊结石导致的胰管堵塞，也是导致急性胰腺炎的常见原因之一。李小姐是一位年轻有为的白领女性，每天忙于工作。频繁的出差让她经常没时间吃饭，她常常随便吃一些高热量食物应付了事。

李小姐一直患有胆囊结石，这是她在一次体检中无意发现的。医生曾叮嘱她要规律饮食，清淡为主，以防结石引发更严重的问题。但她总是心存侥幸，觉得自己才30岁，还年轻，身体好，并未将医生的话放在心上。直到有一天，她在工作中突然感到上腹部剧痛，疼痛如刀绞一般，让她几乎无法直立。同事见状，立即将她送往医院。经过一系列检查，医生告诉她，她患上了胆源性胰腺炎。

医生解释说，她的胆囊结石在排出的过程中导致胆道阻塞。这种阻塞使得胰液无法正常流出，进而引发了胰腺的炎症。这就是所谓的胆源性胰腺炎，一种由胆道疾病引发的急性胰腺炎。她躺在病床上，脸色苍白，心中充满了懊悔。她终于意识到，健康不能靠一时的侥幸，而是需要长期的维护和关注。

胆囊结石是一种常见的胆道疾病，我国在20世纪开展过两次全国范围的临床流行病学调查研究。1989年全国首次临床流行病学调查显示，胆石症，即胆道系统内发生结石的疾病，收治率约占普外科的10.05%；1994年全国二次临床流行病学调查显示，胆石症收治率约占普外科的11.53%。如今，随着体检普及、生活方式的改变，胆囊结石的发病率在10%~15%。其中，女性患者多于男性。[12]

在前面的内容中你已经了解到，胆管和胰管在汇入十二指肠前会汇合。因此，当小结石落入胆总管下端时，会导致胆汁反流入胰管，胰管压力增加，从而激活胰酶并引发胰腺炎。这种情况下的胰腺炎往往起病急、病情危重，需要及时治疗。胆总管结石还可以同时引发右上腹的剧烈疼痛、黄疸和发热。

3. 胰腺炎发作之后，我们的身体内发生了什么？

当胰腺炎发作时，胰腺内部的消化酶被异常激活，开始消化胰腺自身组织。这就像是一场内战，原本应该对外发挥消化作用的酶类，转而攻击起了自己的"家园"。这种自我消化的过程不仅会导致胰腺组织受损，还可能引发全身炎症反应综合征（SIRS）。想象一下，胰腺就像是一个大厨房，里面的胰酶就像锅里的热油，在正常情况下是安全的。但是，当急性胰腺炎发作时，这口"锅"逐渐破裂了，"热油"溢出来，开始损害胰腺这个"厨房"本身。胰腺受损后，会释放出大量的炎症介质，如细胞因子和趋化因子。这些物质就像是厨房里的烟雾，开始弥漫到整个身体。炎症介质进入血液，随着血流到达全身各处，引发广泛的炎症反应。这就像火灾烟雾触发了整个房子里的火警，导致全屋的警报响起。

医学上，SIRS有具体的诊断标准。当身体出现两种或以上的下列情况时，患者就可能被诊断为SIRS：体温异常（高于38摄氏度或低于36摄氏度）、心率加快（每分钟超过90次）、呼吸急促（呼吸频率每分钟超过20次）、白细胞计数异常（高于12×10^9个/L或低于4×10^9个/L）。[13]这就像是房子里的四个警报器同时响起或至少有两个警报器同时响起，告诉你火灾情况非常严重，全身各个器官都开始进入"受灾状态"。如果不及时控制，SIRS就可能持续损害器官，导致器官功能衰竭，甚至导致患者休克和死亡。这就像如果火情不及时扑灭，最终就可能导致整座房子毁坏。

同时，由于胰腺受损，大量原本正常的生产线遭到毁灭性打击，即使在一次疾病后慢慢恢复了，损失的分泌细胞也无法再复活。这就导致胰岛素的分泌可能受到影响，血糖升高，甚至引发糖尿病。胰腺炎反复发作会导致腺泡细胞和导管受损，原本运输消化酶的"高速公路"变成了"崎岖山路"，这样一来，原本可以正常摄入脂肪的患者也无法再吃高脂肪食物。

4. 又急、又重：急性坏死性胰腺炎

在急性胰腺炎中，有一种特别危重的类型叫作急性坏死性胰腺炎。这种疾病起病急、进展迅速且病死率高。由于炎症因子激活的速度太快，胰腺会肿大、变硬，腺泡及脂肪发生坏死，血管也会出血坏死，并且脂肪坏死可能会累及周围组织（如肠系膜和后腹膜）。患者会突然感到上腹部剧烈疼痛，伴随恶心、呕吐以及中毒症状。此外，还可能出现明显的腹水、肠梗阻等，严重时甚至可以在脐周或两侧腰部看到蓝色瘀斑，并可能伴随高热、黄疸等全身表现。若不及时治疗，患者会迅速因多器官功能衰竭而死亡。

急性坏死性胰腺炎的治疗难度极大，一经发现可能就需要住进重症监护室（ICU）密切观察，此外往往需要多学科协作进行综合救治。除了常规的内科治疗措施，还可能需要进行手术治疗，以清除坏死的胰腺组织和引流脓液。即使经过积极治疗，患者的预后也往往不乐观，后期还可能出现消化道出血、腹腔出血、重症感染，以及弥漫性血管内凝血（DIC）等严重并发症。

这些并发症不仅增加了治疗的难度，也大大提高了病死率。据统计，急性坏死性胰腺炎的病死率为36%~50%。[14]

5. 进入医院后，面对急性胰腺炎，医生会做什么？

面对急性胰腺炎这一危急重症，医生们会采取一系列综合治疗措施来挽救患者的生命。首先，医生会要求早期患者严格禁食以减少胰腺分泌负担，并通过胃肠减压来减轻腹胀和恶心呕吐等症状。同时，给予患者足够的液体以维持血容量和血压稳定，也是治疗的关键环节之一。如果发生急性坏死性胰腺炎，医生会在监护室对各个器官（心、肾、肺等）进行支持治疗。

在药物治疗方面，医生会给予患者抑制胰酶分泌和活性的药物，以及用抗生素来预防感染等并发症的发生。对疼痛难忍的患者来说，适当的镇痛治疗也是必不可少的。如果是胆总管结石导致的急性胰腺炎，医生可能会择机进行消化内镜治疗，经内镜逆向从十二指肠向胆总管探查，把下端的结石掏出或使其流入肠道，从而解除梗阻。

当保守治疗无效或患者病情持续恶化时，医生可能会考虑进行手术治疗。手术的目的主要是清除坏死的胰腺组织和引流脓液，以减轻感染风险，并促进伤口愈合。然而，手术治疗并非一劳永逸的解决方案，在术后恢复过程中仍需密切监测患者的病情变化，并及时调整治疗方案，以确保最佳的治疗效果。

医生的工作不只在住院期间完成，他们还要处理胰腺炎发作后可能局部形成包裹的积液，这种情况被称为胰腺假性囊肿。大多数胰腺假性囊肿会在发病后的数周内自行吸收，但如果局部积液被细菌占领，也许医生会用穿刺置管技术，把积液引流到体外。[15]

预防复发也是急性胰腺炎治疗中的重要一环，包括彻底改变不良饮食习惯、戒酒、积极治疗胆道疾病等潜在诱因，以及定期随访检查等。只有这样才能真正降低急性胰腺炎的复发风险，并保障患者的长期健康。但是，医生的愿望往往不一定能实现，胰腺炎的复发率相当高。如果不进行持续的健康宣教，约有25%的患者会在两年内再次发病。[16]

所以，我们面对急性胰腺炎时，需要保持警惕并及时就医，以便得到专业的诊断和治疗；同时也要注意改善生活习惯和饮食结构以降低患病风险，让胰腺重回健康、和谐的状态。

（二）慢性胰腺炎：长期进展与肿瘤风险

当胰腺在一次急性胰腺炎发作中遭遇损伤，或是反复遭受不良因素的侵扰时，原本繁重的工作加上不良的工作环境，会导致胰腺处于长期慢性炎症的困境，慢性胰腺炎便会悄然来袭，让人们的生活陷入痛苦与不安。

1. 慢性胰腺炎的成因

说到慢性胰腺炎的成因，酗酒可谓罪魁祸首之一。在西方国家，酗酒导致的慢性胰腺炎占比高达60%以上；而在我国，这一比例约占35%。酒精这种看似无害的液体，为大家带来了很多快乐，但实际上它就像一个隐形的杀手，悄无声息地侵蚀着胰腺，让这个重要的器官逐渐失去功能。酒精可以直接刺激胰腺分泌大量胰液，导致胰管内压力升高，进而引发胰腺组织的自我消化，即使没有引发急性胰腺炎，长期如此也会形成慢性炎症。

除了酗酒，吸烟、高脂血症、高钙血症等也是导致慢性胰腺炎的元凶。这些疾病会让血液变得黏稠，阻碍胰腺的正常工作，使得胰管内容易形成"路障"。此外，胰腺先天性异常、胰腺外伤或手术、自身免疫病以及基因突变或缺失等因素，也可能引发慢性胰腺炎。

随着医学上的不断探索，当下医生认为单一因素很难直接诱发慢性胰腺炎。医学界创建了一个逐步进展的模型，其中一些高风险患者经历一次胰腺炎或反复发作之后，最终将发展成不可逆的损伤。冰冻三尺非一日之寒，很多慢性胰腺炎往往是多因素刺激、反复积累导致的结果。医生会根据影像、内镜等检查结果，结合临床症状，把慢性胰腺炎分为：早期慢性胰腺炎、可能的慢性胰腺炎、确诊的慢性胰腺炎等几类。[17]

2. 诊断：揭开慢性胰腺炎的面纱

慢性胰腺炎的诊断并不简单，这个狡猾的敌人时而隐匿，时而显现。反复发作的上腹痛或急性胰腺炎等症状，是慢性胰腺炎的典型临床表现。这种疼痛如同潮水般涌来，让人难以忍受。每次发作导致的胰腺损伤，还会加重胰腺的纤维化、钙化，这会导致下一次发作更快到来。

除了疼痛，患者还会出现部分胰酶缺乏症。你在前面有所了解，胰酶是我们消化食物的重要物质，一旦缺乏，就会导致消化不良、腹胀等症状。许多患者会发现，自己再也不敢轻易吃油腻食物，因为那会让症状越发严重。我们吃进去的食物无法被充分分解和吸收，长期下来，身体得不到足够的营养，自然就会导致营养不良，整个人也会变得消瘦和虚弱。这个问题还会像多米诺骨牌一样，引发一连串的连锁反应。因为营养不足，身体的内分泌系统也会受到影响，出现功能障碍。缺乏必要的微量元素，我们的免疫力和其他生理功能都会下降。腹胀和腹泻成了家常便饭，让人苦不堪言。更糟糕的是，长期的胰腺外分泌功能不全，还会悄悄增加患上骨质疏松症和心血管疾病的风险。这是因为在身体缺乏营养的状态下，骨骼和心血管系统也会变得脆弱。

影像学检查是诊断慢性胰腺炎的重要手段。通过超声、CT（计算机体层成像）等影像技术或内镜检查，医生可以清晰地看到胰腺的形态变化，如胰腺钙化、胰管结石、胰管狭窄或扩张等。这些征象如同胰腺的伤疤，记录着慢性胰腺炎的侵袭历程，而病理学特征性改变则是确诊慢性胰腺炎的金标准。通过病理学检查，医生可以观察到胰腺组织的微观变化，从而做出准确的诊断。

我们在此简单介绍早期慢性胰腺炎的诊断标准，大家可以按此来判断。如果存在三种或三种以上的临床特征，并已排除其他可能原因（如胃病、肠炎、肿瘤等），就需要到医院进一步检查：

（1）反复上腹部疼痛。

（2）血清或尿胰酶活性异常。

（3）出现胰腺外分泌功能异常（胰酶缺乏）。

（4）持续大量饮酒（每天摄入超过 80 克酒精，大约每天摄入超过 250 毫升的 50 度白酒）。

（5）有遗传性慢性胰腺炎家族史或发现了高危基因突变。

由于胰腺受到伤害后可能会出现内分泌功能不全和外分泌功能不全的症状，医生逐渐开发了一些评价内外分泌功能的方法。

外分泌功能评估

粪便弹性蛋白酶 -1 在检测胰腺功能方面是一个得力助手，

它就像胰腺工作状态的"报告员"。通过测量它的水平，我们能大致了解胰腺的外分泌功能是否正常。这项测试有很多好处：首先，它成本不高，适于普及；其次，它是非侵入性的，不需要开刀或者做痛苦的穿刺，只需要通过简单的粪便样本就能完成；最后，这个测试被广泛应用，无论是大城市的医院还是偏远地区的诊所，都能轻松进行。当然，任何测试都不是万能的。粪便弹性蛋白酶-1测试对检测轻度外分泌不足不够敏感，但在识别严重功能障碍方面，它的准确性还是相当高的。这就像是一个精明的侦探，虽然对小打小闹的案件可能视而不见，但一旦遇到重大案件，绝对不会放过。所以，如果你或你身边的人出现了消化不良、腹胀、腹泻等症状，不妨去医院做个粪便弹性蛋白酶-1的测试。[18]

^{13}C混合甘油三酯呼吸试验也是一种非常敏感的替代试验，与测量粪便弹性蛋白酶-1不同，它还具有提供功能读数的优点，可用于评价治疗效果。[19]

内分泌功能评估

慢性胰腺炎患者中有相当高比例的人会发展为糖尿病，这个比例高达25%~80%。而且，这种情况通常在慢性胰腺炎确诊后的10~20年内出现。[20]为什么慢性胰腺炎患者容易得糖尿病呢？这与胰腺的双重功能受损有关。胰腺不仅负责产生消化酶帮助消化，还负责生产胰岛素等激素来调节血糖。当胰腺炎持续或恶化时，它会影响胰岛素的产生，从而导致血糖水平升高，最终可能引发糖尿病。

有些因素还会增加慢性胰腺炎患者进展为糖尿病的风险。比如，如果持续大量饮酒，就会进一步损害胰腺功能；胰腺的外分泌功能不足也是一个风险因素，因为它与内分泌功能紧密相关；此外，胰腺钙化，也就是胰腺组织中出现钙沉积，以及胰腺远端切除术（手术切除胰腺体尾部），都可能影响胰岛素的分泌，从而增加糖尿病的风险。

那么，如何及早发现自己是否有糖尿病的风险呢？这里有两种很实用的检查方法：一是测量糖化血红蛋白（HbA1c），它可以反映过去 8~12 周的平均血糖水平；二是测量空腹血糖，也就是早餐前测量的血糖水平。这两种方法都能有效地帮助我们了解血糖状况，及时发现糖尿病的风险。

慢性胰腺炎患者可以通过这些有效的方法，来进行诊断、随诊、自我管理。

3. 治疗原则：与慢性胰腺炎的持久战

尽管医学在进步，可遗憾的是，一旦确诊慢性胰腺炎，目前的医疗技术无法使胰腺恢复到原来的健康状态。所以，慢性胰腺炎尚无法根治。然而，通过一系列治疗手段，我们可以有效地控制症状、改善胰腺功能，并治疗可能出现的并发症。这也是医生治疗慢性胰腺炎的主要思路：从应对急性胰腺炎时令人紧张的抢救，变成了一场与慢性胰腺炎的持久拉锯战。

去除病因是治疗的首要任务。对于酗酒导致的慢性胰腺炎，戒酒是关键。同时，医生还会针对高脂血症、高钙血症等病因进行相应治疗。

控制症状和改善胰腺功能也是治疗的重要目标。医生会开具止痛药、胰酶制剂等药物来缓解症状，帮助患者恢复正常的消化功能。此外，对于可能出现的并发症，如胰腺假性囊肿、胰腺脓肿等，医生也会及时采取措施进行治疗。这些并发症如同慢性胰腺炎的帮凶，必须及时铲除。

疼痛是慢性胰腺炎患者的主要症状。75%的患者就诊时都伴随疼痛，而随着时间的推移，患者几乎百分百会出现疼痛，对生活质量有很大影响。最有可能出现疼痛的是酒精成瘾患者，而其他发病较晚的慢性胰腺炎患者的疼痛感则较轻。止痛药的选择需要遵循一定标准，目前全球公认的是遵循世界卫生组织的疼痛缓解阶梯疗法。非阿片类止痛药是疼痛治疗的基础；在尝试阿片类药物之前，还应尝试辅助止痛药和干预治疗（如手术），因为吗啡等阿片类药物有副作用（比如便秘、恶心、镇静、跌倒风险增加，以及依赖和药物滥用的风险）。辅助止痛药，如抗抑郁药和抗惊厥药（如加巴喷丁、普瑞巴林），也有一定的作用。

医生还会通过内镜或手术的方式，帮助清理胰液流出的胰腺主干道。如果胰腺肿胀严重，医生会在胰管中放置永久性或暂时性支架。如果胰管内出现钙化的结石，医生也可以通过内镜或超声波碎石来清理结石。如果放置内镜有困难，患者又表现出严重症状，外科医生还可以接过接力棒，进行胰腺的部分切除术，来缓解患者的严重疼痛症状。[21]

慢性胰腺炎由于外分泌不足和餐后腹痛，很容易导致患者营养不良。目前医生通过大量研究发现，胰腺酶替代疗法能有效缓解症状并改善营养状况，可以降低发病率和死亡率。所以，目前医生建议所有患有慢性胰腺炎和胰腺外分泌不足，或有营养不良迹象的患者，每餐应接受 40 000~50 000 单位脂肪酶的胰腺酶治疗，并且剂量应增加到症状缓解为止。[22]

总之，慢性胰腺炎的治疗，主要在于管理，以控制症状发作，提高生活质量。

4. 为什么慢性胰腺炎是肿瘤高危因素？

慢性胰腺炎与胰腺癌之间存在着密切联系。长期的慢性炎症刺激会导致胰腺组织的不典型增生，进而增加癌变的风险。这就像一个恶性循环，慢性胰腺炎不断损伤胰腺组织，为胰腺癌的发生埋下伏笔。

预计到 2030 年，胰腺癌将成为癌症相关死亡的第二至第三大常见原因。患有慢性胰腺炎的患者发生胰腺癌的风险显著增加，目前的医学专业研究显示慢性胰腺炎患者发生胰腺癌的风险相对正常人要高 6~11 倍。[23]遗传性胰腺炎患者的胰腺癌风险显著增加，可能高达正常人的 70 倍。[24]无论基因携带状态如何，遗传性慢性胰腺炎患者应从 40 岁起或慢性胰腺炎诊断后 20 年起进行定期体检，包括每年到医院就诊进行糖化血红蛋白测量（判断是否患糖尿病），以及交替进行核磁共振和内镜超声检查。新诊断的糖尿病可能是胰腺癌的早期指标。因此，我也借机提示广大读者，如果身边亲朋患有慢性胰腺炎，可以督促他/她定期就医复查，也许简单的一句话就可以使得他/她及早发现恶性情况，避免悲剧发生。

● 个人养护、定期复查、警惕癌变

面对迁延难愈的慢性胰腺炎，个人保养显得尤为重要。我们应该保持低脂、低蛋白的饮食，避免油腻食物对胰腺造成负担。同时，戒烟限酒也是必不可少的措施，以减轻对胰腺的刺激。此外，患者应该学会倾听自己身体的声音。一旦出现异常症状，如持续的腹痛、消瘦、黄疸等，就应立即就医检查。这些症状可能是癌变的信号，不容忽视。总之，慢性胰腺炎是一个狡猾而顽固的敌人。我们必须时刻保持警惕，做好个人保养和定期复查工作。只有这样，我们才能在这场与疾病的持久战中保有胜利的希望。

● 低脂饮食

瘦肉：在肉类选择上，推荐去皮鸡胸肉、火鸡胸肉、瘦牛肉、瘦猪肉等，这些肉类的脂肪含量相对较低。

白肉和海产品：多选择鱼肉、虾肉等，这些肉类不仅脂肪含量低，而且富含不饱和脂肪酸，对健康有益。

低脂乳制品：选择脱脂或低脂的牛奶、酸奶和奶酪，以减少脂肪摄入。

蔬菜和水果：增加蔬菜和水果的摄入，它们不仅脂肪含量极低，而且富含维生素、矿物质和膳食纤维。

● 优质蛋白质饮食

瘦肉和鱼：如前所述，瘦肉和鱼肉不仅脂肪含量低，而且是优质蛋白质的良好来源。

禽蛋：鸡蛋、鸭蛋等禽蛋类食物含有高质量的蛋白质，但需注意适量摄入，因为蛋黄中脂肪含量相对较高。

豆类及豆制品：大豆、黑豆、红豆、绿豆，以及豆腐、豆皮等豆制品，都是植物性优质蛋白质的良好来源。

低脂奶制品：除了提供优质蛋白质，还是钙质的良好来源。

● 避免油腻食物

减少烹调用油：在烹饪过程中尽量减少油的使用，多采用蒸、煮、烤等低脂烹饪方式。

避免快餐和油炸食品：如炸鸡、炸薯条等，这些食物脂肪含量高，对胰腺造成较大负担。

少吃高脂肪肉类：如肥肉、五花肉等，以及高脂肪的香肠和午餐肉等加工肉类。

控制坚果和种子类食物的摄入：虽然这些食物富含不饱和脂肪酸，对健康有益，但脂肪含量相对较高，应适量食用。

少吃全脂乳制品：全脂牛奶、全脂奶酪等应该少吃，以减少脂肪摄入。

案例分享

张先生是一位中年企业家，年轻时因长期生意上应酬喝酒多而导致慢性胰腺炎。最初，他只是偶尔感到上腹部疼痛，并未引起足够重视。随着时间的推移，疼痛越来越频繁和剧烈，甚至一吃油腻食物就会腹痛、腹泻，这严重影响了他的工作和生活。在一次剧烈的腹痛发作后，张先生终于决定去医院检查。经过一系列详细检查，他确诊了慢性胰腺炎。医生告诉他，如果再不及时治疗，病情就可能进一步恶化，甚至发展为胰腺癌。这个消息让张先生如梦初醒，他下定决心戒酒，并积极配合医生的治疗方案。经过一段时间的治疗和保养，张先生的症状得到了明显缓解。他深刻体会到了健康的重要性，并决定将自己的经历分享给身边的人，以警示他们珍惜健康、远离酒精的危害。

张先生在慢性胰腺炎持续过程中每年定期检查，

> 良好地控制血糖水平和保证营养。数十年过去了，他现在已经养成了良好的生活习惯，虽然偶尔吃大餐，但再也没有饮酒，腹痛症状逐渐地离他远去。但是年近 50 岁，他也逐渐开始血糖水平升高，人一直处于较为消瘦的状态。这些会在未来成为他的新烦恼。

（三）胰腺癌：令人闻风丧胆的"癌王"！

胰腺癌是一种常见的恶性肿瘤，发病率约为 0.015‰，较其他消化道癌症低。随着经济水平的提高，越来越多的胰腺癌病例得以诊断，在过去的 20 年里，全球每年诊断出的胰腺癌病患数量翻了一番。2017 年，全球有 44.1 万胰腺癌病例，而 1990 年胰腺癌病例为 19.6 万。[25]

在众多胰腺疾病中，胰腺癌较为人熟知。大家称之为"癌王"，一旦得了胰腺癌，常常就命不久矣。这是因为胰腺癌症状隐匿且不典型，缺乏适当的筛查和诊断方法，加上胰腺的位置隐蔽，难以采集组织检查，而且癌细胞极具侵犯性，转移速度快，预后效果差，患者从确诊到过世可能仅有两个月的时间。胰腺癌晚期患者的平均生存时间，不超过 18 个月！有数据显示，胰腺癌的早期诊断率仅为 20%，也就是说有 80% 的患者确诊时处于中晚期！根据 2020 年数据显示，胰腺癌在全球最常见癌症类型中排名第 12 位，按死亡率计排名第 7 位。[26] 接下来，我们为大家逐步揭开癌王的神秘面纱，让大家了解它，能够及时识别和预防。

1. 早期症状和预防：胃不舒服？要小心。

张先生，50 岁，一直保持着健康的生活方式，但最近几个月来，他总是感觉胃部不适，偶尔伴有轻微的疼痛和消化不良。起初，他以为是自己饮食不规律或是吃了什么不合适的食物导致的，因此并没有太过在意。

然而，随着时间的推移，这些症状并没有得到缓解，反而逐渐加重。除了胃部不适，张先生还发现自己的皮肤和眼睛开始发黄，尿液颜色也呈深黄色。他开始感到事态的严重性，于是决定前往医院就诊。

在医院的消化内科，医生详细询问了张先生的症状，并进行了一系列检查，包括血液检查、超声检查以及 CT。检查结果显示，张先生的胆红素水平异常升高，胰腺部位有一个明显的肿块，并且已经出现了局部扩散的迹象。

经过进一步的病理学检查，医生确诊张先生患有胰腺癌，病情已经发展到了中晚期。

胃部不适是一种常见的症状，可能与多种疾病有关，包括胃炎、胃溃疡、胆囊炎等。有些人可能会担心胃不舒服是胰腺癌的症状。实际上，胃不舒服并不是胰腺癌的典型症状，但是在某些情况下，大家由于对胰腺疾病了解少，往往会将胰腺癌导致的疼痛误以为是胃不舒服。

根据专业期刊文章《胰腺癌的临床表现和早期诊断》的介绍，胰腺癌的早期症状很不典型，可能包括胃部不适、消化不良、食欲减退等。这些症状可能与多种疾病有关，因此不能仅仅出现这些症状就怀疑自己患有胰腺癌。但是，如果这些症状持续存在或加重，应该考虑进一步检查，以排除或确诊胰腺癌。[27]

此外，体重的无故下降也是胰腺癌的一个警示标志。在没有明显原因的情况下，体重持续减轻，可能是癌细胞在消耗身体的营养和能量所致。黄疸的出现更是胰腺癌进展的典型表现。当癌细胞侵犯到胆管时，胆汁的排泄受阻，从而导致皮肤和巩膜出现黄染。这一刻，胰腺癌已经毫不掩饰地宣告了它的存在。

2. 谁是胰腺癌高风险人群？

胰腺癌与其他慢性病类似，发病率随着年龄的增长而增长。胰腺癌病患主要以中老年人群为主，死亡人群年龄多为60岁以上，40岁以下较为少见。经过长期研究，医生和科研人员整理了一些胰腺癌的高危因素，具有这些因素的人被称为胰腺癌高风险人群。

● **烟草**

这一被历史证明的健康杀手,与胰腺癌的发生有着千丝万缕的联系。长期吸烟者罹患胰腺癌的风险显著增加。烟雾中的有害物质如同隐形的匕首,悄无声息地攻击着胰腺细胞,为癌细胞的滋生提供了温床。研究表明,吸烟者比非吸烟者患胰腺癌的风险高出2~3倍。此外,吸烟时间越长、吸烟量越大,患胰腺癌的风险也越高。[28]

● **不良饮食习惯**

除了吸烟,不良的饮食习惯也是胰腺癌的帮凶。那些长期高脂肪/高蛋白饮食、大量饮酒的人群,由于食物中过多的油脂和蛋白质、酒精加重了胰腺的负担,使得胰腺细胞长期处于高负荷运转状态,细胞突变的风险就增加了。

● **新发糖尿病**

新发糖尿病患者也被认为是胰腺癌的高危人群。既没有糖尿病家族史也不肥胖的人却突发糖尿病(而且很快形成胰岛素抵抗)的患者需要警惕,因为40%的胰腺癌患者在确诊时伴有糖尿病。因此,在年龄超过50岁后突发糖尿病的人,应在3~5年内积极筛查,警惕胰腺癌。

● **家族史**

此外,那些有胰腺癌家族史的人应高度警惕。遗传因素在胰腺癌的发病中起着不可忽视的作用。如果家族中有胰腺癌患者,那么其他家族成员患病的风险会相应增加。对于有胰腺癌家族史的人群，应该在较早的年龄开始筛查。根据美国国家癌症研究所的建议，有两个或更多一级亲属患有胰腺癌的人群，应该在45 岁之前开始进行胰腺癌的预防性筛查；只有一个一级亲属患有胰腺癌的人群，建议在 50 岁之前开始筛查。[29]

尽管科学家已经发现了一些胰腺癌相关的遗传变异，但它们只能解释一小部分胰腺癌患者的发病。大多数胰腺癌患者没有明显的遗传因素，他们的病因主要是体细胞突变。体细胞突变是指细胞内某些基因的 DNA 序列发生了改变，从而导致细胞的功能异常，最终导致肿瘤形成。这些突变可能是由环境因素（如吸烟、饮食、暴露于化学物质等）引起的，也可能是由自然随机过程引起的。体细胞突变并不会遗传给后代。

近年来，科学家像侦探一样，深入探索胰腺癌的发病原因，发现了另一个重要的线索——胚系突变（生殖细胞突变）。我们的身体就像一台精密机器，而基因就是这台机器的"说明书"。胚系突变就像是这份"说明书"在复印时出现了错误。这种错误发生在生殖细胞（比如精子和卵子），因此具有遗传性，就像是把这份错误的说明书传给了下一代。在胰腺癌中，胚系突变就像一个隐藏的定时炸弹，可能增加个体患胰腺癌的风险。

科学家发现，如果一些特定的基因发生胚系突变，它们就会与胰腺癌"纠缠不清"。比如，*BRCA1* 和 *BRCA2* 这两个基因原本是乳腺癌和卵巢癌的"头号犯罪嫌疑人"，但没想到，它们也与胰腺癌有着千丝万缕的联系。携带 *BRCA* 基因突变的人，就像是被胰腺癌盯上了一样，发病风险显著高于普通人。除了 *BRCA1* 和 *BRCA2*，还有 *PALB2*、*ATM*、*CDKN2A* 等基因，它们像是胰腺癌的帮凶。这些基因原本负责细胞的DNA修复和稳定性，但一旦发生突变，就像是为胰腺癌打开了方便之门。既然胚系突变这么可怕，有没有办法提前发现它呢？答案是肯定的！对有胰腺癌家族史的人来说，通过检测，可以提前知道自己是否处于高风险状态，从而采取更加密切的监测和早期干预措施。

- 慢性胰腺炎

患有慢性胰腺炎的人群，应该在较早的年龄开始筛查。慢性胰腺炎是胰腺癌的一个重要危险因素，因此患有慢性胰腺炎的人群应该在30岁之前开始进行胰腺癌的预防性筛查。

综上所述，胰腺癌的高风险人群主要包括长期吸烟者、不良饮食习惯者、新发糖尿病患者、慢性胰腺炎患者，以及有胰腺癌家族史的人。这些人群应定期进行体检，以便及早发现潜在的胰腺癌并积极治疗。

3. 胰腺癌如何筛查？

对于胰腺癌的定期筛查，本书会介绍一些常用的方法和建议的体检时间，但具体的方法和时间并非固定，还需依照专业医师的个性化诊断来决定。

● 影像学检查

超声：作为初步筛查手段，可以观察胰腺的形态和结构，对较大的肿块有一定的发现能力，可作为平时体检的筛查项目。

腹部CT：尤其是增强CT，可以提供胰腺及其周围组织的详细图像，有助于发现肿瘤。一般建议高危人群每年进行一次。

磁共振成像（MRI）：可以清晰地显示胰腺内部结构，对判断肿瘤性质有重要意义。建议高危人群每半年至一年进行一次。

超声内镜检查术：可以清晰地显示胰腺的形态和结构，对于胰腺癌的早期发现具有重要作用。高度怀疑胰腺癌的人群，必要时可每半年至一年进行一次。但是，这是一个有创检查，一般在其他影像学检查有一定发现之后再考虑行内镜检查。

● 肿瘤标志物检测

糖类抗原19-9（CA19-9）：最常用的胰腺癌生物标志物之一。建议高危人群每半年进行一次血液检测。

癌胚抗原（CEA）：与CA19-9联合检测可以提高诊断的准确性，建议同时检测这两项指标。

还有糖类抗原125、糖类抗原242等指标，也有一定的指示意义。但一般情况下，单一的肿瘤标志物升高，并不意味着得了肿瘤，一些身体异常（如感染、月经来潮）可能导致标志物水平波动。

● 基因检测

有胰腺癌家族史的人群，可以考虑进行基因检测来评估患病风险。但目前关于其意义的证据较为有限。

● **建议的体检时间**

高危人群：建议每半年进行一次全面的胰腺癌筛查，包括影像学检查、生物标志物检测和症状评估等。

一般人群：虽然没有特定的筛查频率建议，但建议每年进行一次常规体检，并在体检中关注胰腺健康情况。

需要注意的是，胰腺癌的筛查应结合个人病史、家族史和症状表现等因素进行个体化评估。高危人群，如患有糖尿病、慢性胰腺炎、胆石症等疾病的人群，以及有胰腺癌家族史的人群，应更加重视胰腺癌的筛查工作。同时，针对筛查结果，应结合专业医生的解读和建议进行后续处理。

4. 胰腺癌手术是怎么做的，风险又有哪些？

尽管医生和科学家已经努力奋斗了百年之久，但到目前为止，有希望治愈胰腺癌的唯一手段还是手术切除治疗。[30]

作为普外科手术"皇冠上的明珠"，胰腺手术的困难程度和风险性一直令人生畏。假想一下，在患者肚脐上方画一个正方形的区域，在各种器官、大血管之间深入，将这个正方形区域中心深处的部分切除或重建，胰腺手术就是这样的过程。就像从一堆被网兜兜住的气球中，拿出最中心的那个球，过程中不能破坏外层结构，其难度可想而知。

我们再来回顾一下胰腺在哪里。胰腺位于腹腔深处，切开腹壁，绕开腹肌，我们会发现它还被胃和结肠覆盖。周围的"邻居"紧挨着它：右边是肝脏和胆囊，左边是脾脏，下面有小肠，后方还有肾。大血管如同纵横交错的水网在此汇聚，而胰腺正位于这个"十字路口"。做胰腺手术时，要先将胃和结肠轻轻掀起，才能触达深处的胰腺。将胰腺及周围结构分隔是精细活，就好像抽丝剥茧，需要绕开许多重要血管，也要选择性地切断部分血管，这个过程需要手术医生长时间高度集中注意力。有时由于肿瘤和炎症，周围的结构像口香糖一样黏附在一起，关键性血管就像被层层包裹在迷雾之中，稍有不慎就有可能出血。毗邻的肝脏、胃、小肠、结肠等器官也可能由于肿瘤的影响发生粘连，导致局面更加复杂。技术成熟的高年资医生往往也需要数个小时甚至十几个小时的手术时长才能完成这样的胰腺手术，其难度可见一斑。

- ● 胰腺手术是怎么做的？

常见的胰腺手术有两种经典术式：胰十二指肠切除术和胰体尾切除术。

这两种手术的切除范围和复杂程度不同。胰腺头部被十二指肠紧紧包绕，所以针对胰头恶性肿瘤的手术往往需要连带胆管、胆囊、十二指肠一并切除；由于切除了重要的肠管，还需要进行消化道重建。胰十二指肠切除术大致由"四个切断"和"三个重建"构成：切断包括远端胃切断、胆总管切断、胰腺体部切断、远端空肠切断；重建是将切断的胃部、胰腺尾部、胆总管都吻合到肠管上，完成消化道的重建。由于胰液接触到肠液后能转化为具有强烈腐蚀性的消化液，无论人工吻合重建的切口多坚固，都无法避免腐蚀和渗漏，均可能造成致命的出血或感染。所以，尽管技术和器械在进步，但无论医生多么小心，胰十二指肠切除术仍然有1%~5%的手术直接相关死亡率。[31]

相对胰十二指肠切除术来说，远端胰腺的胰体尾切除术不涉及消化液和胰酶的激活、消化道的重建，安全性有所提高。由于为脾脏供血的血管从胰腺表面经过，向胰腺发出小分支，远端胰腺的恶性肿瘤往往需要切断此血管，也需要切除可能有肿瘤细胞转移的脾脏。

也许复杂的手术步骤有点儿难以想象，但我们可以建立简单认识，来帮助理解胰腺手术出现短期并发症的原因。

● 手术有哪些风险？

胰腺手术的常见并发症是术后胰瘘、胃轻瘫、伤口感染、出血和胆瘘。

在手术过程中，有大量微小的血管被切断了，很难保证所有的血管都被妥善封闭，部分微小的血管可能在术后持续渗血。它们可能在自身凝血机制下慢慢愈合。但是，由于消化液的腐蚀，有些在手术中扎住的血管被腐蚀后破裂，会造成急性大出血，比较危重的情况需要立即进行抢救手术（出现这种情况的概率较小）。当前，我们的技术发展到使医生可以通过微创方法介

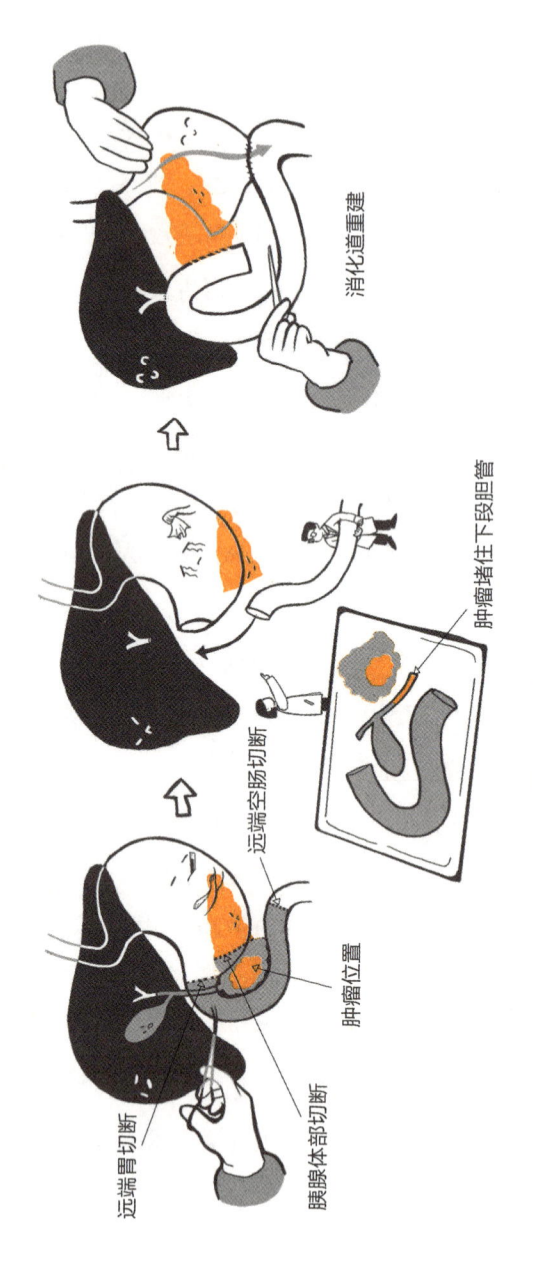

图 3-1 胰十二指肠切除术示意

入,寻找出血点,在X射线引导下将破损血管封堵止血。

胰瘘是胰腺特有的术后并发症。由于胰腺分泌大量的消化液,在切断胰腺后,这些黏稠的消化液或多或少地会流入腹腔。虽然术后会放置引流管,帮助将这些消化液引出体外,但如果引流不畅,它们就可能被肠液激活,对自体组织产生强烈的消化作用,导致严重的腹腔炎症、出血;这些消化液也有可能堆积成"湖",成为腹腔内机会致病菌的繁殖基地,引发腹腔感染。由于手术中切断了胆管,胆汁同样具有部分腐蚀性,若吻合口发生泄漏,则称为胆瘘。严重的胰瘘和胆瘘患者可能需要再次手术治疗。

胃轻瘫,顾名思义,就是胃受到手术创伤之后选择"罢工",停止蠕动,导致食物和水堆积在胃中,无法进入肠道。对于这种现象发生原因的分析有很多,有的专家认为是手术对原有胃肠道神经的创伤导致的,有的专家认为是人体无法适应胃肠道手术造成的影响。[32]胃轻瘫严重程度因人而异,部分患者经过一段时间的恢复可以正常生活,而部分患者由于长期胃轻瘫而无法进食,需要置入营养管直达肠道供给营养,静静休养,等待胃从打击中恢复,重新"开工"。

当然,手术是一个非常复杂的过程,有太多的因素影响个人身体的恢复,由于每个人自身情况的不同,还可能存在与患者自身特点相关的并发症。另外,胰腺恶性肿瘤手术创伤相对较大,对于患者自身的心肺功能也是一个挑战。

胰腺手术后可能对患者产生长远影响，比如切除的胰腺体积较大，胰岛素供给不足，会造成糖尿病；消化酶分泌不足，会出现消化不良、腹胀、脂肪泻等症状。

　　胰腺手术的确是一个慎之又慎的大手术，是胰腺癌患者需要面对的一道难关，但随着仪器及医生的技术取得进步，管理逐步标准化，胰腺手术的风险逐步降低。另外，大众所熟知的微创手术，其本质上的手术步骤并没有发生变动，在腹部小小的创口下仍然是深处较大的切面，所以也不能因接受了微创手术就掉以轻心。无论是什么类型的胰腺手术，都需要我们对手术的实施步骤与术后并发症有粗略的了解，并在术后安心休养，等到"风雨"过后，静待胰腺再度焕发生机。

5. 胰腺癌的治疗：新希望与挑战并存的科学探索

　　当我们谈到胰腺癌时，很多人可能会感到害怕，因为它被称为"癌王"，早期诊断困难，治疗效果常常不尽如人意——即使做了根治手术，2 年生存率也仅约有 50%。但好消息是，科学家和医生从未放弃过对胰腺癌的研究和治疗探索。进入 21 世纪 20 年代，胰腺癌治疗领域取得了一系列令人振奋的新进展，同时也面临着一些新的挑战。下面，我们就用简单易懂的语言，来聊聊这些最新的科学发现。

● 化疗药物的新突破

化疗是治疗胰腺癌的一种常用方法，但传统的化疗药物效果往往有限。不过，医生和科学家在持续努力。比如在近几年，科学家为传统化疗药物伊立替康设计了新的包装方法——伊立替康脂质体。这种药物被包裹在一种特殊的脂质体中，能够更好地穿透肿瘤组织，直击癌细胞。临床试验显示，对于一线治疗失败后的转移性胰腺癌患者，使用伊立替康脂质体联合其他化疗药物，可以延长患者的生存时间，安全性也比较好。特别是在亚洲人群中，这种药物的效果更加明显。[33] 医生们还在不断设计其他的新型化疗药物。

● 一线化疗的优化：老药新用与剂量强度的重要性

除了开发新药物，科学家还在不断探索如何优化现有的化疗方案。例如，吉西他滨联合白蛋白结合型紫杉醇（AG方案）已经被证明是治疗转移性胰腺癌的一种有效方法。对老年患者来说，维持化疗药物的剂量强度非常重要，因为这直接影响到治疗效果。此外，科学家还尝试将其他药物（如替吉奥胶囊）与吉西他滨联合使用，以期获得更好的疗效和更少的不良反应。

● 新辅助化疗的探索：手术前的"秘密武器"

对可切除的胰腺癌患者来说，手术通常是首选的治疗方法。但科学家发现，在手术前进行一段时间的化疗（被称为新辅助化疗），可以提高手术的可切除率，延缓肿瘤复发。这是因为新辅助化疗可以缩小肿瘤体积，降低手术难度，并可能消灭一些已经扩散到周围组织的癌细胞。

- 靶向治疗的精准打击：针对 *BRCA* 基因突变与 *KRAS* 基因突变的新发现

靶向治疗是一种针对癌细胞特定基因变异的治疗方法。在胰腺癌中，*BRCA* 基因和 *KRAS* 基因的突变非常常见。科学家发现，对携带 *BRCA* 基因突变的晚期胰腺癌患者来说，使用靶向药（如奥拉帕利）进行维持治疗，可以显著延长生存时间并提高生活质量。此外，*KRAS* 基因的突变类型也会影响患者对化疗和靶向治疗的应答情况。新型 *KRAS* 抑制剂已经进入临床研究，即将闪亮登场。因此，了解胰腺癌患者的分子病理类型，对于制定个性化的治疗方案至关重要。未来，随着基因测序价格的下降，越来越多的患者可以考虑进行测序，如果有针对性的靶向药物，就可以获得更多的治疗机会。

- 免疫治疗的挑战与希望：调控肿瘤微环境的新思路

免疫治疗是一种通过激活患者自身免疫系统来攻击癌细胞的治疗方法。在肺癌等其他肿瘤中，免疫治疗已经取得显著成效。但在胰腺癌中，免疫治疗的应用仍然面临诸多挑战。这是因为胰腺癌的肿瘤微环境非常复杂，充满了抑制免疫细胞活性的物质。不过，科学家并没有放弃，他们尝试着通过调控肿瘤微环境中的炎症因子和巨噬细胞等来逆转肿瘤的免疫逃逸。例如，一项研究探索了使用 *CXCL12* 抑制剂联合免疫检查点抑制剂治疗胰腺癌的可能性，并显示出了一定的治疗潜力。[34] 目前，也有一些新兴研究（如肿瘤疫苗）进入临床试验阶段。

未来，科学家将继续深入探索胰腺癌的生物学特性和治疗技术，以期找到更多有效的治疗方法。同时，我们也需要加强对胰腺癌的预防和早期筛查工作，使人们对胰腺癌有所了解，并加以重视。只有这样，我们才能逐步攻克这一顽疾，为更多的胰腺癌患者带来生命的希望和光明。

（四）胰腺神经内分泌肿瘤：神秘、复杂的"乌合之众"

在精密而复杂的人体中，隐藏着许多未解之谜。其中，胰腺神经内分泌肿瘤就像一群神秘且复杂的"乌合之众"，它们以独特的生物学行为和多样的临床表现，挑战着医学界的智慧。

在过去的 20 年里，胰腺神经内分泌肿瘤的命名经历了诸多变化。以前，人们常用"胰岛细胞瘤"这个词来表示这类肿瘤可能起源于胰腺的胰岛部分，但这个术语在今天已经不常见了。现在，大多数医生、美国癌症联合委员会以及世界卫生组织都倾向于用"胰腺神经内分泌肿瘤"来描述那些分化程度较高的肿瘤，不管它们的具体组织学特征如何。而胰腺神经内分泌癌这个词，则专门用来指那些分化程度低、增殖速度快的肿瘤。

1. 神秘的起源：胰腺的内分泌细胞

要揭开胰腺神经内分泌肿瘤的神秘面纱，我们首先要了解它们的起源。

通过前面的内容，我们已经了解到，胰腺中有着大量内分泌细胞，它们可以分泌不同的激素，如胰岛素、胰高血糖素、胃泌素等，扮演着调节体内激素平衡的重要角色。而胰腺神经内分泌肿瘤正是起源于胰腺中的内分泌细胞。

当这些内分泌细胞发生异常增殖时，就会形成胰腺神经内分泌肿瘤。虽然这些肿瘤在胰腺肿瘤中占比不高，但它们因其独特的生物学特性和临床表现，成为医学界的一大研究难题。

胰腺神经内分泌肿瘤之所以被称为"乌合之众"，是因为它们之间存在着巨大的异质性。这种异质性不仅表现在肿瘤的生长速度、侵袭性方面，还表现在激素分泌功能和患者的临床症状方面。

有的胰腺神经内分泌肿瘤生长缓慢，甚至可以在患者体内潜伏多年而不引起任何症状；而有的胰腺神经内分泌肿瘤则生长迅速，很快就会侵袭周围组织和器官，导致严重的临床症状。此外，不同的胰腺神经内分泌肿瘤还会分泌不同的激素，导致患者出现各种各样的症状。

对于不同的胰腺神经内分泌肿瘤，我们会根据组织学特征进行分类。虽然不同部位的肿瘤在命名和分级上有所不同，但所有的分类系统都遵循一个基本的分类原则，那就是把肿瘤分为两类：一类是分化程度较高、相对惰性的肿瘤；另一类是分化程度低、侵袭性更强的肿瘤，这类肿瘤的临床特点与小细胞肺癌有些相似。目前，我们通过测定增殖指数，也就是 Ki-67 指数和有丝分裂指数，来确定胰腺神经内分泌肿瘤的组织学分级。

Ki-67 这个名字的由来与它的发现地点——德国基尔大学密切相关。德国科学家格哈特·舍尔岑和托马斯·J. 恩德尔在基尔大学实验室里发现了这种标记物，因此"Ki"代表了"基尔"（Kiel）的首字母。至于"67"，它是 Ki-67 抗体在最初的一组抗体标记物中的编号。这也是科学研究中命名的一种有趣方式。

简单来说，Ki-67 指数就像是肿瘤细胞的一个活跃度指标，帮助医生更好地了解肿瘤的情况。你可以把它想象成肿瘤细胞里勤劳的小工人，它的主要任务就是帮助肿瘤细胞进行分裂和增殖。在肿瘤细胞里，Ki-67 指数越高，就意味着肿瘤细胞分裂和增殖的速度越快，肿瘤的恶性程度也可能越高。所以，医生常常通过检测 Ki-67 指数的工作情况，也就是它的表达水平，来判断肿瘤细胞的活跃程度和患者的预后情况。

此外，胰腺神经内分泌肿瘤有很多类型，除了共同特征，这些类型都有自己的"小秘密"。它们就像一群江湖高手，各有各的性格，有些甚至显得怪异。有的胰腺神经内分泌肿瘤没有症状和激素分泌，有的胰腺神经内分泌肿瘤喜欢分泌不同的激素，给患者带来各种各样的症状，让人捉摸不透。

想象一下，有的胰腺神经内分泌肿瘤喜欢分泌胰岛素，这会让患者频繁出现低血糖的症状，总是感觉头晕、心慌，像坐过山车一样。有的胰腺神经内分泌肿瘤则偏爱分泌胃泌素，导致患者胃酸分泌过多，总是感觉胃部不适，像是胃里有个小火山在不断喷发。

所以，了解这些独特的胰腺神经内分泌肿瘤，就像走进一个充满奇幻色彩的暗黑童话世界。每种胰腺神经内分泌肿瘤都有独特的"魔法"，给患者带来不同的体验。而医生就像勇敢的探险家，他们通过各种手段，揭开这些"乌合之众"的真面目，为患者带来希望。接下来，让我们深入了解一下它们。

2. 胰岛素瘤：神秘莫测的"巫师"

昏昏倒地咒走入现实

在《哈利·波特》中的魁地奇球场上空，一场激烈的追逐战正在进行，哈利紧随着金色飞贼穿梭于球员之间。突然，一名斯莱特林队的选手乘机对他发起攻击，魔杖一挥，大声喊出"昏昏倒地"！只见一道红光闪过，哈利感到一股强大的力量击中自己，身体瞬间失去了平衡，从扫帚上坠落，直挺挺地向下坠去，意识在那一刻变得模糊，他仿佛被一股无形的力量拉入黑暗。

在现实世界中，可能压根儿不需要喊出"昏昏倒地"，患者眼前一黑就晕倒了。这种由胰岛素瘤导致的低血糖症状确实可以导致患者突然昏倒，是一种严重的临床状况。患者因低血糖而突然失去意识的状态，就类似于被魔法咒语击中后昏倒的情形。在真实临床中，医生遇到过走在马路中间突发低血糖昏倒的患者，也遇到过晨起突发低血糖昏迷不醒的患者，这可真是太危险了！

通过补充糖分或进食，大部分患者可以从低血糖中缓解过来，有一部分患者甚至可以经常发作症状而不需要就医。可以说，胰岛素瘤导致的低血糖发作真的就像是昏昏倒地咒走进现实。

从低血糖到胰岛素瘤的百年探究

在 19 世纪，人们试图揭开低血糖这种神秘疾病的面纱。他们发现，低血糖似乎是几种疾病的"共犯"。然而，直到 20 世纪 20 年代早期，胰岛素这个"神秘人物"被请来治疗糖尿病，人们才恍然大悟，原来非糖尿病患者也可能出现类似胰岛素过度治疗导致的症状。于是，高胰岛素血症这种新的疾病浮出水面。[35]

想象一下，1927 年，有一位患者就像是被小说中的巫师盯上了，屡次遭遇重度低血糖的"咒术攻击"。医生像侦探一样深入调查，最后发现了他体内潜藏的罪魁祸首——恶性胰岛素瘤。[36]

胰岛素瘤的提取物让兔子也陷入了低血糖的困境，这无疑是高胰岛素血症存在的有力证据。

时间推移到1929年，医生首次通过切除胰岛素瘤，成功地将一位高胰岛素血症患者从"魔咒"中解救出来，这就像是侦探破获了一桩大案。[37]

胰岛素瘤这个"巫师"掌握一个常见的"魔咒"，就是让患者空腹时出现低血糖，伴随着神经低血糖症状的间断性发作。有时候，它会先让患者经历肾上腺素引发的交感神经过度激活（头晕、出汗、心慌），然后出现低血糖引发的"惊喜"（黑矇、晕厥）。不过，有时候，它会在患者餐后突然出现，导致患者不得不持续进食来维持血糖，体重也因此飙升。

有趣的是，胰岛素瘤导致患者低血糖的主要原因，并不是葡萄糖利用增加，而是肝脏葡萄糖输出减少。这就像是一个吝啬鬼不愿意让葡萄糖进入血液，导致患者陷入低血糖的困境。

关于胰岛素瘤的起源，科学家发现，它并不是单纯来自胰岛细胞的肿瘤性增殖，也可以起源于胰腺导管/胰腺腺泡细胞。[38]这就像是一个变节者背叛了自己的家族，成为一名"黑巫师"。

尽管科学家还不知道胰岛素瘤在低血糖的情况下仍能维持高水平胰岛素分泌背后的机制，但他们发现，与正常胰岛相比，胰岛素瘤中有一种胰岛素合成mRNA（信使核糖核酸）的变异型，其翻译效率增加且数量颇多。[39]这就像是一台突然失控的机器，不受身体反馈机制调控，不断地生产胰岛素，让患者陷入低血糖的困境。

虽然这个"巫师"罕见，但它在人群中不时地出现。在60

年的观察期间（1927—1986），有224名患者在梅奥诊所（后来正式发布的译名为"妙佑医疗国际"）首次接受胰腺探查时切除了胰岛素瘤。而在美国明尼苏达州奥姆斯特德县的居民中，也有8名患者遭遇了它的"袭击"。

梅奥诊所的病例系列研究记录了胰岛素瘤的种种"施法"。研究发现，这个"巫师"在广泛的人群中都有出现，而且它的"施法"方式多种多样。除了常见的空腹低血糖和神经低血糖症状，它还会让患者出现体重增加、遗忘等症状。有时候，它还会伪装成神经或精神障碍、癫痫发作等，让患者和医生都陷入困惑。[40]

不断变换手法的神秘"巫师"

总的来说，胰岛素瘤的症状表现主要有三类：仅在空腹状态出现低血糖症状；既有空腹低血糖症状，也有餐后低血糖症状；仅有餐后低血糖症状。而且，随着时间的推移，仅餐后出现低血糖症状的频率越来越多了。这就像是一个不断变换手法的"巫师"，让人捉摸不透。经典的胰岛素瘤症状被医生们描述为惠普尔三联征。

"惠普尔三联征"这个听起来有些神秘的名字，实际上是一种与低血糖紧密相关的临床现象。要揭开它的面纱，我们得从低血糖说起。

简单来说，低血糖就是血液中的葡萄糖水平过低。葡萄糖是我们身体的主要能量来源，就像汽车的汽油一样。当血糖水平下降时，我们的身体就会像汽车没油一样，开始出现各种"故障"。而惠普尔三联征是低血糖时出现的三种典型表现，它们就像三个形影不离的好朋友，总是同时出现。

第一个典型表现是低血糖症状，多种多样，可轻可重。症状轻的时候，你可能只感觉有点儿饿，有点儿心慌，手有点儿抖，头有点儿晕。就像你刚有饥饿的感觉，身体开始提醒你："嘿，我需要能量！"但如果有严重的低血糖症状，就不是提醒那么简单了。你可能会突然感觉意识模糊，看不清东西，甚至行为都变得奇怪起来。这就像是你的身体在说："哎呀，我真的没油了，快给我加点儿油吧！"

第二个典型表现，就是症状发作时血糖低于 2.2 mmol/L（毫摩尔每升）。这个数字是衡量血液中葡萄糖水平的一个标准。就像用温度计测量体温一样，我们用血糖仪测量血糖水平。当你的血糖低于 2.2 mmol/L 时，就意味着你的身体需要赶紧"加油"。

第三个典型表现是给予葡萄糖后，症状迅速缓解。这就像是你给汽车加油之后，它又能顺畅地行驶。当你的身体出现低血糖症状时，只要补充一些葡萄糖，比如喝点儿糖水、吃点儿糖果或者面包之类的食物，你的症状就会像变魔术一样迅速消失。这是因为葡萄糖迅速进入你的血液，给你的身体提供了急需的能量。

那么，为什么会出现惠普尔三联征呢？这是因为胰岛素瘤分泌出大量的胰岛素来降低血糖。这样一来，你的血糖水平就会像坐过山车时一样骤降，引发惠普尔三联征。

当身体里长了肿瘤（特别是像胰岛素瘤这样难以捉摸的家伙）时，医生就得用上各种高科技手段来找到它们。这就像是在玩一场寻宝游戏，而医生就是拿着高科技"藏宝图"的探险家。

首先，医生会用上一些无创的检查方法，比如螺旋CT、磁共振成像、经腹部超声检查等，这些方法就像是使用X射线的"透视眼"，能够帮助医生看到身体内部情况。借助它们，医生能够捕捉到胰腺区域的细微变化，发现胰岛素瘤的踪迹。但是，这些方法有时候也会失灵，就像藏宝图上的线索可能不够清晰一样。

这时候，医生就会拿出更高级的"武器"，例如核医学检查Ga-68 DOTATATE PET/CT图像诊断，这是一种基于生长抑素受体的影像学检查，就像是给身体里的肿瘤打上一个特殊标记，让医生能够更容易地找到它们。但是，胰岛素瘤有时候比较"狡猾"，它们表达的生长抑素受体亚型水平比较低，就像是把标记藏了起来，让这种检查方法也难以发现它们。

不过，医生们还有另一个"秘密武器"——GLP-1放射性配体。很多胰岛素瘤都有一个特点，就是有高浓度的GLP-1受体，这像是它们身上的一个标签。而这种放射性配体就像是识别这个标签的探测器，能够帮助医生准确地找到胰岛素瘤的位置。

如果以上这些方法都失灵了,医生就会采取有创的检查方法,比如超声内镜和选择性动脉钙刺激试验。超声内镜就像是一台进入身体内部的微型相机,能够捕捉到胰腺区域的精细超声图像,还可以同时完成活检。而选择性动脉钙刺激试验则是一种更加复杂的检查方法,它就像是给身体里的血管做了一个测试,通过注射葡萄糖酸钙来刺激胰岛素的分泌,然后根据胰岛素水平的变化来判断胰岛素瘤的位置。

总的来说,医生们就像是拿着各种高科技"藏宝图"和"探测器"的探险家,他们会根据不同的情况,选择不同的方法来寻找胰岛素瘤这个"宝藏"。而通过综合运用这些方法,医生已经能够在绝大多数情况下准确地找到胰岛素瘤的位置,为接下来的手术治疗打下坚实的基础。

一旦身体里出现胰岛素瘤,通常就需要进行手术把它"请"出去。这是因为胰岛素瘤会导致胰岛素分泌过多,引起一系列的健康问题,长时间的低血糖还会导致患者反应迟钝和大脑损伤。所以,不管胰岛素瘤的大小如何,一旦发现,就得考虑手术治疗。

那么,怎么进行手术治疗呢?这需要根据胰岛素瘤的具体情况来制定手术方案。如果肿瘤离主胰管比较远,有2~3毫米以上的距离,而且医生觉得在手术过程中能够保留主胰管的功能,就可以选择一种叫作"肿瘤剜除术"的手术方法。这种方法就像是把肿瘤从胰腺里抠出来一样,对胰腺的损伤比较小。

但是,如果肿瘤藏得比较深,不适合用剜除术,医生就会根据肿瘤的具体位置，选择一种更合适的手术方法。比如，如果肿瘤长在胰头，那么可能需要做胰十二指肠切除术；如果肿瘤长在胰尾，那么可以做远端胰腺切除术；如果肿瘤长在胰腺的中间部位，那么可以做节段型胰腺切除术。

还有一种情况，就是如果医生怀疑胰岛素瘤已经恶变，或者手术后又复发了，甚至已经转移到肝脏，就需要更加谨慎地选择手术方法了。这时候，医生会尽可能地完整切除肿瘤，以确保手术的效果和患者的安全。对于那些不适合手术或不能手术的患者，医生也有其他的内科治疗药物、放疗、核医学治疗等方法供患者选择。

3. 胃泌素瘤：水样便的烦恼

胃泌素瘤就像是一个举着火把的捣蛋鬼，在胰腺或十二指肠里搞破坏。这是一种比较少见的神经内分泌肿瘤，专门分泌胃泌素这种激素。胃泌素本来是刺激胃酸分泌的，帮助消化食物，但胃泌素瘤让它过度分泌，结果就惹出了不少麻烦。

想象一下，你的胃里突然涌进了大量胃酸，感觉就像是被火烧一样。这就是胃泌素瘤患者的感受。过多的胃酸会损害胃和十二指肠的黏膜，导致消化性溃疡，而且这些溃疡特别难治，因为它们常常出现在一些不寻常的地方，比如十二指肠球后或空肠处。

更糟糕的是，这些高浓度的胃酸还会进入小肠，刺激小肠黏膜分泌大量的水和电解质，试图中和这些酸。这样一来，患者就会出现水样便，每天腹泻几次甚至几十次，体重也会因此减轻。患者往往只能依赖大剂量的抑酸药物（如质子泵抑制剂）来控制糟糕的症状，但是效果往往有限。[41]

胃泌素瘤特别狡猾，多数时候是恶性的，还喜欢向肝脏转移，这使得治疗变得特别棘手。

不过，医生还是有一些办法来对付这个"捣蛋鬼"。要诊断胃泌素瘤，医生通常会先检测空腹时的血清胃泌素浓度和胃的pH值。如果胃泌素水平升高，而胃的pH值又很低，就有可能是胃泌素瘤。但是，有时候即使胃泌素水平升高，也不能确定有肿瘤，这时医生可能会让患者做一个胰泌素刺激试验。还有一个叫作钙输注试验的检查，但它通常只在胰泌素刺激试验结果为阴性，但医生又高度怀疑患有胃泌素瘤的情况下使用。

需要注意的是，胃泌素瘤这种病很难诊断，有数据显示：从出现症状到确诊，平均要经过5年以上的时间。而且，它的症状可能并不明显，或者被质子泵抑制剂等药物掩盖了。

对于那些不能停用质子泵抑制剂的患者，医生也有新的诊断方法。如果胃泌素水平升高，现在有或最近有消化性溃疡，而且质子泵抑制剂治疗改善了腹泻症状，那就要怀疑是胃泌素瘤了，特别是在活检发现高分化神经内分泌肿瘤的情况下。

还有一种叫作生长抑素受体显像的检查，但它并不总是那么准确，因为有些非肿瘤病变也可能会有类似的结果。

最后要说的是，如果空腹血清胃泌素水平一直正常，患胃泌素瘤的可能性就非常小了。

一旦确诊，首选的治疗方法就是手术切除肿瘤。但有时候，肿瘤可能无法完全切除，或者患者的身体状况不允许手术，这时候医生就会用抑制胃酸分泌的药物、生长抑素类似物或靶向治疗来缓解症状。

让我们通过一个具体的案例来深入了解胃泌素瘤。有一位40岁的男性患者，他是一个美食家，过去乐于享用各种美食。然而，近年来，他开始经历一些令人困扰的症状。他经常出现顽固性水样便，每天数次至数十次，这导致他的体重明显减轻。此外，他经常感到腹痛，并且被诊断出患有多发性、难治性消化性溃疡，这些溃疡出现在一些不寻常的位置，如十二指肠球后和空肠。

这些症状让他的生活质量大幅下降，他不敢再随意品尝美食，因为稍微吃一点儿刺激性的食物，他就会肚子痛得要命，并且会不停地腹泻。他尝试了多种治疗方法，但效果都不佳，症状依然持续存在。

最终，他找到了一位经验丰富的医生。医生进行了详细的病史询问和体格检查后，怀疑他可能患有胃泌素瘤。为了确诊，医生进行了血清胃泌素水平的测定和影像学检查。结果显示，患者的血清胃泌素水平异常升高，影像学检查也发现了胰腺上的肿瘤。

医生解释说，胃泌素瘤导致患者的胃酸过度分泌，从而引发了消化性溃疡和水样便。由于肿瘤的存在，他的身体无法正常调节胃酸的分泌，这使得症状持续存在并加重。

为了治疗这个"捣蛋鬼"，医生决定进行手术切除肿瘤。手术过程顺利，肿瘤被成功切除。术后，患者症状得到了明显缓解，消化性溃疡逐渐愈合，水样便也明显减少。他终于可以重新享受美食了，不用再担心肚子不适和腹泻的困扰。

通过这个案例，我们可以看到胃泌素瘤对患者生活的严重影响以及手术切除肿瘤的重要性。如果你或身边的人出现类似的症状，如顽固性水样便、消化性溃疡、腹痛等，一定要及时去医院检查，排除胃泌素瘤的可能性。

4. 血管活性肠肽瘤：名为"VIP"但并不尊贵的肿瘤

当胰腺内的神经内分泌细胞开始"叛乱"——不受控制地增殖时，还可能孕育出一种较为罕见的肿瘤——血管活性肠肽瘤（VIP瘤）。这可不是尊贵的肿瘤，而是一种让患者痛苦的罕见疾病，发病率仅为百万分之一。血管活性肠肽瘤是一种源自胰腺神经内分泌细胞的特殊肿瘤，这种肿瘤如同一个失控的化学工厂，过量生产并释放一种名为血管活性肠肽（VIP）的物质，从而引发一系列严重且复杂的临床症状。大多数情况下，VIP瘤在胰腺内安营扎寨；偶尔它也会在其他部位（如肺部或结肠）"落户"，只不过这种情况相对较少。

VIP瘤对成人和儿童都不会手下留情，但在发病年龄和性别上有所偏好。成年患者往往在30~50岁的时期被诊断出这种病，而儿童患者则多在2~4岁的稚嫩年华遭遇不幸。更值得注意的是，VIP瘤有时还与多发性内分泌腺肿瘤综合征如影随形，携手甲状旁腺肿瘤、垂体肿瘤等其他"恶徒"，共同威胁患者的健康。

VIP瘤之所以难以捉摸，是因为它在早期常常无声潜伏，没有明显的症状。但随着肿瘤逐渐增大，血管活性肠肽的过度分泌开始显露其狰狞面目，患者会经历一系列特征性的临床表现。想象一下，患者会遭受严重的水样便困扰，即使不吃不喝，腹泻也会如影随形，大便量甚至可能达正常人的数倍之多。此外，患者可能遭遇潮红、低钾血症、脱水，以及随之而来的恶心、呕吐、肌无力等症状的轮番轰炸。这些症状不仅让患者的生活质量一落千丈，还可能将患者推向生命陨落的边缘。

要揪出这个隐形破坏者并不容易，因为需要排除其他可能导致类似症状的"犯罪嫌疑人"。不过，医生有一个巧妙的手段：检测血清中的血管活性肠肽水平。如果血清中血管活性肠肽水平超出正常范围，这就像犯罪现场的指纹一样，指向了VIP瘤的存在。此时，医生会进一步动用影像学检查，如CT或磁共振成像，像侦探一样精确地定位肿瘤的位置和大小。

治疗VIP瘤就像一场与时间的赛跑，首要目标是迅速控制症状并遏制肿瘤的进一步肆虐。对大多数患者来说，补充液体和电解质以纠正脱水和低钾血症是当务之急。而生长抑素类似物（如奥曲肽或兰瑞肽）则是控制腹泻的得力助手，它们能够像踩刹车一样抑制血管活性肠肽的分泌，从而减轻患者的痛苦。

对那些能够接受手术治疗的患者来说，手术无疑是斩草除根的最佳选择。通过切除肿瘤，可以显著减轻症状并延长患者的生存期。然而，现实往往残酷，由于VIP瘤在确诊时往往已经狡猾地转移到了其他部位，如肝脏、淋巴结等，因此只有少数患者能够获得手术的机会。

对晚期或转移性VIP瘤患者来说，治疗的选择更加捉襟见肘。除了生长抑素类似物，医生们还会考虑选择性肝动脉栓塞治疗、射频消融术等局部治疗方案来控制肝转移的症状。此外，分子靶向治疗和放射性核素肽受体介导治疗等新型疗法也在紧锣密鼓的研究中，为部分患者带来希望之光。

尽管VIP瘤是一种相对罕见的肿瘤，但它的复杂性和严重性不容小觑。通过深入了解这种疾病的病因、临床表现、诊断和治疗方法，我们可以更加从容地应对这一挑战。

5. 坏消息：是肿瘤；好消息：良性的

亚洲美女瘤：胰腺实性假乳头状瘤

在医学的广阔领域中，有一种名为胰腺实性假乳头状瘤

（简称SPN）的罕见肿瘤，自1959年被弗朗茨首次描述以来，就因其独特的病理特征和诊断挑战而备受关注。这种肿瘤由黏附性较差的均匀上皮细胞构成，形成实性和假乳头状结构，属于低度恶性肿瘤。

胰腺实性假乳头状瘤有多种命名方式，包括实性囊性肿瘤、乳头状囊性肿瘤等，这反映了它在医学界的认识历程。尽管名称多样，但这种肿瘤的本质特征并未改变：它是一种罕见的、组织起源不明的肿瘤，约占所有外分泌胰腺肿瘤的0.9%~2.7%，以及胰腺囊性肿瘤的5%。

这种肿瘤主要发生在年轻女性身上，女性与男性患者比例高达8.37∶1，平均发病年龄为27.2岁。由于在亚洲青年女性群体中高发，它也被称为"亚洲美女瘤"。[42]尽管自2000年以来，由于人们对这些肿瘤的认识提高以及成像和其他诊断技术的进步，文献中报道的病例数量有所增加，但其确切的病因仍是一个谜。

胰腺实性假乳头状瘤的临床症状并不特异，患者甚至大多（38.1%）无症状。然而，对有症状的患者来说，腹痛或不适是最常见的表现，其他症状还包括腹部肿块、体重减轻、黄疸等。在罕见情况下，患者可能因肿瘤自发或创伤性破裂导致腹腔出血而就诊。这些肿瘤可能涉及胰腺的任何部分，但略常见于胰腺尾部。在极少数情况下，它们还可能发生在胰腺外的部位，如大网膜、肠系膜等。远处转移和淋巴结转移虽然不常见，但仍有可能发生，其他转移部位包括肺、肝脏和腹膜等。

在成像方面，CT和磁共振成像是诊断胰腺实性假乳头状瘤的重要工具。通常，CT成像显示一个界限清晰的大型异质肿块，具有不同程度的实性和囊性外观；而磁共振成像则能更清晰地显示肿瘤的实性和囊性性质多变的特点。对于这种肿瘤的诊断，内镜超声引导下细针穿刺抽吸活检已成为首选方法。虽然这种方法对操作者依赖性较强，但它具有耐受性好、微创等优点，诊断的敏感度也很高。

就胰腺实性假乳头状瘤而言，手术切除是首选的治疗方法。手术的具体类型要根据肿瘤的位置和大小来决定。虽然大多数这类肿瘤都是通过开放手术来治疗的，但微创胰腺切除术也逐渐被应用，它有一些优势，比如减少出血、降低输血需求，还能让患者更快地恢复饮食和出院。不过，无论是哪种手术方式，在手术时间、切缘阳性率等方面都没有显著差异。

通常，这种肿瘤的预后很好，手术切除后的治愈率非常高。完全手术切除后的治愈率超过95%。长期生存率也很高，即使肿瘤复发或转移，大多数患者也有可能长期生存。有一项研究显示，1 384名该肿瘤患者接受了胰腺手术，平均总生存率为98.1%，平均复发率为2.8%。[43]所以，我们可以看到，大部分患者术后都不会复发。但是，如果肿瘤中含有未分化癌成分，或者肿瘤体积大、增殖指数高、有淋巴结转移，那么预后可能会比较差。所以，早期发现和治疗是非常重要的。

千变万化的胰腺囊肿

胰腺囊肿就像是胰腺这个重要器官中的小水泡，它们形态各异，性质也各不相同。了解这些囊肿的类型，就像是掌握了一把打开胰腺健康之门的钥匙。

首先，我们要知道胰腺囊肿这个大家庭里，住着炎性积液、非肿瘤性胰腺囊肿和胰腺囊性肿瘤这三兄弟。

炎性积液，就像是急性胰腺炎这个调皮鬼留下的恶作剧。它们并不是真正的上皮囊肿，而是胰腺炎的局部并发症。这些积液变化多端，有时是急性胰周积液，像是一个突然出现的水洼；有时是假性囊肿，像是一个装满液体的小袋子；还有可能是急性坏死物积聚或包裹性胰腺坏死，就像是胰腺中的垃圾堆，充满了坏死组织和炎性细胞。

非肿瘤性胰腺囊肿则是一群害羞的小家伙，它们通常无症状，也无须切除。这些囊肿包括：真性囊肿，就像是胰腺中的小水泡；胰腺腺泡囊性转化，像是胰腺细胞"变身"后留下的小空腔；潴留囊肿，像是胰腺中的小蓄水池；非肿瘤性黏液性囊肿和淋巴上皮囊肿则像是胰腺中的特殊小泡，它们都有着独特的形态和性质。

而胰腺囊性肿瘤则是一群具有恶性潜能的捣蛋鬼，需要特别关注。它们可以分为 6 种亚型，每种亚型都分为良性和恶性。这就像是胰腺中的"变形金刚"，可以随时变换形态和性质。浆液性囊性肿瘤像是胰腺中的水球，胰腺黏液性囊性肿瘤像是装满黏液的小袋子，而胰腺导管内乳头状黏液瘤则像是导管内长出的小蘑菇。这些肿瘤都需要医生进行详细评估后制定个性化的治疗方案。

除了这些主要的囊肿类型，还有一些胰腺实体瘤也可能发生囊性变，就像是胰腺中的变异体。这些病变的治疗方法与处理产生这些病变的恶性肿瘤类似，需要医生进行专业的判断和处理。

● 囊肿的风险评估

不一样的囊肿，风险大不相同！总体上，如果你偶然间发现自己有胰腺囊肿，先别太紧张，因为大多数情况下，这些囊肿是良性的，恶性的风险非常低。想象一下，这就像是从一个装满彩球的池子里随机摸出一个黑球，而摸到黑球的概率是非常小的。具体来说，根据美国胃肠病学会的一篇文献报道，诊断时胰腺囊肿为恶性的风险只有 0.01%，而对于大于 2 厘米的囊肿，这个风险也只有 0.21%。[44]

不过，如果我们进一步观察那些已经手术切除的囊肿，就会发现其中有 15% 是恶性的。但其实这个数字受到了一些影响，因为在决定手术切除的囊肿中，往往已经有一些迹象表明它们可能是恶性的，这就是"选择偏倚"。

那么，哪些因素会让囊肿的恶性风险增加呢？首先，囊肿的大小是一个重要指标。如果囊肿大于 3 厘米，那么与小于 3 厘米的囊肿相比，它的恶性风险就会增加（前者为43%，后者为22%）。这就像是一个大苹果和一个小苹果相比，大苹果里面有可能藏着更多的虫子。

另外，如果囊肿里面有实性成分，那么它的恶性风险也会大大增加（前者为73%，后者为23%）。这就像是一个装满水的气球里突然出现了硬块，显然不正常。

还有一个因素是主胰管的扩张。如果主胰管扩张了，那么囊肿的恶性风险也会有增加的趋势（前者为47%，后者为33%）。这就像是一条河流突然变宽了，可能是因为有东西堵在了下游。

不过，需要注意的是，囊肿的恶性风险与囊肿逐渐增大并没有关系。也就是说，即使囊肿变大了，也不一定意味着它变成了恶性的。

除上述因素外，囊肿的恶性潜能还与囊肿的类型有关。有些类型的囊肿，比如浆液性囊性肿瘤，恶变的风险非常低。而有些类型的囊肿，比如黏液性囊性肿瘤以及某些胰腺导管内乳头状黏液瘤（IPMN），恶变的风险就是中度至高度的了。特别是主胰管型IPMN（MD-IPMN），它的恶变风险高达70%，就像一个定时炸弹，需要特别警惕。[45]

● **囊肿的处理原则**

处理胰腺囊肿时，国际胰腺病协会、美国胃肠病学会等权威机构发布的实践指南为我们提供了重要的参考。通常，这些指南的建议比较保守，强调在决定治疗方案时，需要综合考虑患者的年龄、健康状况，以及囊肿的具体类型和恶性风险。

对很多胰腺囊肿患者来说，通过定期的影像学随访就可以很好地监测病情的变化。但是，如果囊肿具有恶性特征或显著恶性潜能，比如胰腺黏液性囊性肿瘤、主胰管型胰腺导管内乳头状黏液瘤和胰腺实性假乳头状瘤，那么手术可能是更好的选择。当然，决定是否推荐手术时，医生还会考虑其他因素，比如恶性肿瘤的疑似程度。

如果手术是必要的，那么手术的方式会根据囊肿的位置变化而有所不同。胰体或胰尾的病变通常需要通过远端胰腺切除术来治疗，而胰头的病变则可能需要通过胰十二指肠切除术来切除。

除了手术，目前人们还在研究其他治疗方式，比如内镜囊肿消融法。这种方法是在超声内镜检查过程中，向囊肿内注射乙醇或化疗药物来消融囊肿。虽然这种方法的囊肿消退率有所提高，但相关的并发症发生率也相对较高，因此需要进一步研究其安全性和有效性。

对于具体类型不明的黏液性囊肿，如果它们没有增加恶性风险的影像学特征，或者细胞学/组织学检查结果没有显示恶性肿瘤或高级别异型增生，那么可能不需要立即进行手术。相反，医生可能会建议进行定期监测，以观察囊肿的变化。

胰腺浆液性囊性肿瘤的恶变情况非常少见，因此如果确诊该肿瘤且患者没有症状，通常就不需要额外的治疗和评估。

对于具有显著恶性潜能的胰腺黏液性囊性肿瘤，如果手术风险可接受，那么推荐切除囊肿，因为早期切除预后极好。

胰腺实性假乳头状瘤也具有恶性潜能，但目前对其实际风险的研究还不够充分。然而，鉴于其恶性潜能，如果经CT或磁共振成像检查发现年轻女性存在实性和囊性混合性胰腺病变，或在内镜超声引导细针穿刺活检术后诊断为该肿瘤，那么多数病例可能需要进行手术切除。即使肿瘤已经转移，通过手术减瘤也能延长生存期。

总的来说，胰腺囊肿的处理需要根据患者的具体情况和囊肿的类型、大小、位置以及恶性风险等因素，来制定个性化的治疗方案。如果不幸发现患有胰腺囊肿，最重要的是与医生保持密切沟通，由于胰腺囊肿的多样性，人与人之间的差异可能特别大，最好不要偏信其他人的个人经历或网络意见，而是应该积极了解自己的病情和治疗方案，并积极配合医生的治疗和建议。

第 4 章
胰腺的"科学养生法"

（一）酒虽好喝，可不要贪杯哦！

酒精，这种让人又爱又恨的东西，既能让你在聚会上开怀畅饮，也能让你在床上一觉不起。它既能让你与朋友畅享欢乐，又同时让你的胰腺饱受折磨。

悄悄问你一个私密问题：大醉一场之后醒来，你是否会有一两日出现大便油腻、发臭、难以冲走的现象？或者因为长期饮酒，你的体重突然下降，伴有长期的腹部隐隐作痛？那么，可能是胰腺在向你发出警告信号。

你是不是认为喝酒只会伤肝，不会影响其他器官？那你要小心了，人的胰腺是最容易受到酒精伤害的器官之一。如果你恰好有"啤酒肚"，那会更糟糕。2022年我国学者的研究表明：肥胖的人摄入酒精后，更容易损伤胰腺，造成致命的急性胰腺炎。[46]关于急性胰腺炎的知识，你已经在前一章有所了解。

1. 酒精和胰腺的关系

胰腺是一个重要的消化器官，它分泌胰液和胰岛素，帮助我们消化食物和调节血糖。可是酒精中没有糖，不会提供那么多热量，大家都知道酒精会在肝脏中分解，所以也许你会困惑：酒精会对胰腺产生什么影响呢？它不是仅仅负责消化吗？其实不然，胰腺更像是整个人体消化吸收的"大管家"。如果说平日的食物像是日常流水，那么摄入酒精会让胰腺以数倍于平时的速度疯狂"加班"。

酒精对胰腺的影响通过很多方面显现。饮酒后，酒精首先进入人体胃部，然后被胃黏膜吸收进入血液循环。酒精比食物更容易刺激胃酸分泌，大量的胃酸冲进十二指肠，会给胰腺带来一个强信号：重要工作来了！它会开始紧张，大量分泌胰液。酒精会让你的胃接受比平时更多的食物，这也是为什么有些人一旦喝酒，就可以不知不觉间吃比平时更多的食物，而消化这些食物本身就会对胰腺造成负担。如果是烤串、炸肉这种油腻的食物（它们是酒精饮料的好伴侣），胰腺的境况就会雪上加霜。

其次，酒精可直接损伤胰腺，导致胰腺细胞炎症和损伤，这种损伤可以是急性损伤，也可以是慢性损伤，在损伤和修复的过程中，胰腺的损伤越来越严重，功能也会越来越差。

另外，酒精还可以间接刺激胰液分泌，胰液中的消化酶在胰腺内被激活，导致胰腺自身消化。

长期饮酒会导致胰腺组织逐渐纤维化、萎缩、功能减退，最终导致慢性胰腺炎。在酒精的长期作用下，胰液内蛋白质的含量增加，导致胰管堵塞，影响胰腺机能，久而久之就成了慢性胰腺炎。长期饮酒还会使胰管上皮增厚，导致胰管内压力增高、胰管堵塞，主干道被堵塞，自然会逐渐影响胰腺功能。

如果短时间内大量饮酒，则会使胰腺向十二指肠大量分泌胰液，胆囊同时会向十二指肠内排入大量胆汁，十二指肠压力增加，就会产生不适的呕吐感。尤其是喝多呕吐时，会引起十二指肠液反流，压力骤然上升，超过了奥迪括约肌的压力阈值，使得胆汁和胰液在十二指肠内混合不良或者反流到胰管内。这样会造成胆汁中的胆固醇或者钙盐沉积在胰管内形成结晶或者结石，阻塞了胰液的排出。

所以，饮酒有危害，宿醉更不可取，喝酒喝吐了不是在做英雄，而是胰腺在哀号。预防胰腺疾病的最好方法就是戒酒，至少也该控制饮酒量。一般来说，正常人每天饮酒量不超过 25 克纯酒精（相当于一瓶啤酒或者一两白酒）是比较安全的。

同时，也要注意饮食健康，避免吃过多的油腻、辛辣、甜食等刺激性食物，保持规律的进食和运动习惯，控制体重和血脂水平。

2. 戒不掉杯中物，怎么办？

喝酒在日常生活中很常见，爱酒人士可能更想知道：一天喝多少酒才属于安全范畴？

《中国居民膳食指南（2022）》建议：成年人如饮酒，一天饮用的酒精量不超过 15 克，相当于啤酒 450 毫升，或葡萄酒 150 毫升，或 52 度白酒 30 毫升，或 38 度白酒 50 毫升。每个人的身体耐受能力不同，但尽可能别超标，并且不要在短时间内大量喝酒。

研究在不断进步，目前主流研究提示：其实最安全的饮酒量是零。只要饮酒，就会对身体产生或多或少的损害。未来，我国的膳食指南会不会改写呢？[47]

● 如果不小心患上了酒精性胰腺炎，我们该怎么办？

对已经犯过胰腺炎的人来说，此生最好滴酒不沾。酒精性胰腺炎容易复发，再喝再犯，越喝越犯；只要停止饮酒，大部分患者就不会复发。酒精性胰腺炎更容易转变成慢性胰腺炎，这可能是酒精多次导致十二指肠向胰管内反流、慢性损伤修复导致胰腺分泌功能下降等多种因素造成的。还有很重要的一点，酒精性胰腺炎的病人往往是暴饮暴食的"惯犯"，同时往往容易合并糖尿病、脂肪肝等问题，下次再犯胰腺炎，可能就会有性命之忧。

一旦病发，要及时到医院就诊，医生会根据病情的轻重，采取相应的治疗措施。一般来说，急性胰腺炎需要住院治疗，给予禁食、静脉输液、止痛、抗生素等药物治疗，以减轻胰腺的负担和炎症反应。如果有胆结石或者胰管结石等阻塞因素，还需要进行内镜或者手术治疗，以恢复胰液流动的通畅。慢性胰腺炎则需要长期服用消化酶替代治疗，以补充胰腺分泌不足的消化酶，改善消化吸收功能。同时，还要定期检查血糖水平，及时发现和治疗糖尿病。

总而言之，虽说"一醉解千愁"，但若是贪杯，胰腺就要闹脾气。

（二）饭后一支烟，赛过活神仙？

吸烟不仅损害肺部和心血管系统，它对胰腺功能的负面影响同样深远。许多人习惯在饭后吸一支烟，认为这样能帮助消化或带来放松。然而，这种做法的科学依据并不充分，可能只是心理上的安慰。

了解消化过程是关键。消化从进食开始，涉及口腔、胃和肠道中的一系列复杂的生物化学反应。食物在消化系统中被分解成碳水化合物、蛋白质和脂肪等营养素，以供身体吸收和利用。这一过程受到神经系统和激素的精确调节，以及胃肠道的机械运动，如蠕动和分泌物的释放。

吸烟对消化系统的影响是多方面的，长期吸烟可能会影响食欲和胃肠道的正常功能。尼古丁作为烟草的主要成分，通过刺激神经系统来影响食欲和代谢。研究表明，尼古丁可能会增加胃液的分泌，包括胃酸和胃蛋白酶的增多，这可能会加速食物在胃中的消化。然而，这种加速并非总是有益的，有时可能导致胃酸过多或不适。[48]还有研究表明，长期吸烟者可能会经历食欲减退或不规律的现象，这可能与尼古丁对大脑中食欲调控中枢的影响有关。[49]此外，吸烟还与胃肠道疾病发病率的增加有关，如溃疡和胃癌。

与此同时，吸烟对胰腺功能的影响是全面且严重的，包括对胰腺内分泌功能的直接影响、胰液分泌量的减少或改变、胰岛素分泌的抑制，以及增加糖代谢紊乱的风险。这些对胰腺的正常功能产生了严重的负面影响，尤其是对患有糖尿病或胰岛素抵抗的人群来说，吸烟更是加重了他们的病情。

吸烟增加胰腺炎风险的具体机制，我们目前尚未完全明了，但研究表明，烟草中的尼古丁和其他有害物质可能通过以下几种方式加剧胰腺的炎症反应：[50]

（1）尼古丁可以导致胰腺内的消化酶提前激活。正常情况下，消化酶在胰腺内处于非活化状态，直到它们到达小肠才被激活，以帮助消化食物。然而，吸烟可能导致这些消化酶在胰腺内过早活化，从而引发胰腺的自我消化，造成胰腺炎。

（2）吸烟会导致胰腺内的血管收缩，减少胰腺的血液供应。这种缺血状态可能加重胰腺组织的损伤，并促进炎症反应的发展。

（3）烟草中的有害物质还可以增加血液的黏稠度，促进血栓形成，这些血栓可能阻塞胰腺的小血管，进一步减少胰腺的血液供应，加剧胰腺组织的损伤。

（4）吸烟还会诱导氧化应激，产生大量的自由基，这些自由基可以损伤胰腺细胞，促进炎症反应。

长期吸烟不仅可能导致急性胰腺炎的发作，还可能加速慢性胰腺炎的进展。慢性胰腺炎是一种逐渐发展的疾病，它会导致胰腺组织的持续炎症和损伤，最终可能导致胰腺功能的永久丧失。慢性胰腺炎患者可能会经历反复的腹痛发作，以及消化不良、脂肪泻和糖尿病等。

因此，为了保护胰腺的健康，减少胰腺炎的风险，戒烟是至关重要的。对已经患有胰腺炎的患者来说，戒烟更是治疗的重要组成部分，可以帮助减缓疾病的进展。此外，吸烟还是一个重要的胰腺癌风险因素。烟草中的致癌物质可以直接影响胰腺细胞的健康，增加胰腺癌的风险。[51]

看到这里，你是不是应该掐灭手中的香烟了呢？

（三）饮食节律与胰腺功能：为什么马无夜草不肥？

"马无夜草不肥"这一古老谚语流传于农业社会，传达了夜间不进食有助于马匹保持健美体态的智慧。将这一理念拓展至人类的饮食习惯，我们不难发现，夜间进食与体重管理之间存在密切的联系。在现代社会，晚上过量进食或偏好高热量食物，往往成为体重增加和健康问题的一大诱因。晚饭少吃、不吃夜宵，有助于维持健康的体重。

人体生物钟，亦称为昼夜节律，是一种深植于我们生理机制中的内在节律，它无时无刻不在影响着我们的睡眠模式、清醒状态以及饮食行为。这种由大脑中下丘脑控制的生物钟，能够感知光线的变化，并通过调节体内激素的分泌，影响我们的饮食节律和代谢过程。随着一天中的时间推移，我们的食欲和活力也会自然发生变化。多数人在早晨醒来时食欲旺盛，而到了夜晚，食欲往往会自然减退。

规律的饮食习惯对维持理想体重、稳定血糖水平，以及促进新陈代谢具有显著的积极影响。定时定量的饮食有助于避免因饥饿引发的暴饮暴食，有助于体重控制。同时，它还能促进身体对能量的有效利用和储存，从而提高新陈代谢的效率。

相反，不规律的饮食习惯可能会引发多种健康问题。餐时不定可能导致血糖水平波动，增加糖尿病的发病风险。晚餐过晚或过量可能会干扰睡眠质量，进一步影响第二天的食欲和能量水平，形成不良的饮食循环。

研究已经明确指出，饮食节律与肥胖、糖尿病等代谢性疾病之间存在紧密的联系。不规律的饮食不仅会导致体重增加，还会使控制血糖变得困难，从而增加患病的风险。[52]

规律的饮食习惯使胰腺能够预见性地分泌适量的胰岛素和胰高血糖素，以适应血糖水平的自然波动，从而维持血糖的稳定，促进整体健康。不固定的饮食时间可能导致胰腺在不需要时分泌过多激素，或在需要时分泌不足，使控制血糖稳定变得困难。

对糖尿病患者来说，调整饮食节律是管理病情的重要手段。通常，糖尿病患者需要定时进食，以避免血糖水平大幅度波动。如果你是糖尿病患者，可能需要减少单次饮食的分量，增加餐次，或特别选择低血糖指数①的食物，以帮助控制血糖水平稳定。

在胰腺炎的治疗中，饮食控制同样至关重要。患者可能需要遵循低脂饮食，减少胰腺的分泌负担，同时保持饮食的规律性，以助于胰腺的恢复和炎症的控制。

因此，就胰腺功能异常的患者而言，通过精心规划的饮食模式和严格的时间安排，患者可以更好地控制病情，减少并发症的风险，从而享受更健康、更高质量的生活。

---

① 关于血糖指数，我们会在后文"甜食与胰腺"部分详细介绍。

那么，我们应该如何保持良好的饮食节律，维护胰腺功能呢？以下是一些实用的建议。

(1) 培养规律的饮食习惯

确保每日三餐定时进餐，避免过度延长或缩短进食间隔；适当控制每餐的食量，避免过度进食；确保早餐和晚餐不会过晚，以顺应人体的自然生物钟。

遵循定时定量饮食的习惯，有助于稳定血糖水平，减轻胰腺的负担，并促进消化系统的健康运作。这样的饮食习惯让我们不仅能够更好地管理体重，还能预防肥胖和糖尿病等代谢性疾病。

(2) 打造健康的饮食结构

采用均衡的饮食搭配，确保摄入充足的蔬菜、水果、全谷物、优质蛋白质以及健康脂肪。这样的营养组合能够为身体提供全面而丰富的营养素，支持整体健康。

遵循低脂、低糖的饮食原则，有助于减轻胰腺的分泌负担。可以选择低血糖指数的食物，如糙米、全麦面包等，这样有助于维持血糖水平的稳定，并有助于胰腺功能的正常运作。

(3) 促进胰腺健康的运动建议

适量的运动不仅有益于胰腺功能的提升，对整体健康也大有裨益。例如，定期进行有氧运动（如快走、游泳或骑自行车），可以增强心肺功能，加速新陈代谢，有效控制血糖水平。而力量训练则能增加肌肉量，提升身体对胰岛素的敏感性。

为了强化胰腺功能，建议每周至少进行 150 分钟的中等强度有氧运动或 75 分钟的高强度有氧运动，并辅以两天的力量训练。不过，每个人的健康状况和体能水平各异，因此运动计划应根据个人情况适当调整。

(4) 重视定期体检，守护胰腺健康

定期进行体检对于及早发现胰腺疾病至关重要。通过体检，可以及时监测血糖水平、血脂水平以及胰腺功能指标，一旦发现异常，就可以及时采取相应干预措施。

为了保持胰腺健康，建议定期进行血糖测试、血脂测试、肝功能测试等胰腺健康相关检查。有胰腺疾病家族史或糖尿病风险的人群应更加重视体检，并根据医生的专业建议进行有针对性的检查和评估。

通过积极的预防和管理，我们可以更好地维护胰腺健康，而健康的胰腺是保持血糖水平稳定和消化良好的关键。两者相辅相成。

（四）生酮饮食减肥靠谱吗？

1. 生酮饮食是什么？

"生酮饮食"这个名字听起来像是一部科幻大片里的减肥秘籍，在网络上热度持续提升。它的原理就是让你吃进去的碳水化合物少一点儿，给身体一个缺少糖的信号，从而让身体进入生酮状态，让脂肪变成你的能量小宇宙，这样一来，燃烧脂肪、减少体重就都不是事儿了。

但是，这种方法是不是真的这么神奇？它会对你的身体造成什么影响？别急，我们后面会详细讲。不过，我得先提醒你，想尝试生酮饮食减肥的话，一定要在专业的医生或营养师指导下进行，不要拿自己做小白鼠，轻易尝试。对全身能量的"大管家"胰腺来说，生酮饮食就好像是练金庸小说中的"七伤拳"，虽然威力巨大，但对自身器官的伤害可不小。

首先，我们要了解什么是生酮状态。生酮状态是指当身体缺乏碳水化合物时，身体被迫通过肝脏分解脂肪，产生酮体（一类代谢产物），作为一个效率较低的"备用电源"，供大脑和其他组织使用。这种状态可以通过低碳高脂的饮食或者长时间的禁食来实现。

简单来说，生酮饮食＝75%脂肪＋20%蛋白质＋5%碳水化合物。这种饮食模式让身体以脂肪为主要能源，从而达到燃烧脂肪、减少体重的目的。酮体可以作用于大脑而抑制食欲，高脂肪/高蛋白饮食又能提供很强的饱腹感。这样一来，似乎就达到了既可以顿顿吃肉吃到饱又能减肥的极佳效果！

一切听起来都很美好，是这样吗？

2. 生酮饮食对胰腺的影响

摄入脂肪后，脂肪首先在胃肠道中被分解成甘油和脂肪酸。

然后，这些甘油和脂肪酸通过淋巴系统进入血液循环。通过血液循环，它们被输送到肝脏，其中一部分被肝脏利用，另一部分被再次酯化生成甘油三酯，并与蛋白质结合形成乳糜颗粒。随后，乳糜颗粒被运送到全身各组织供能。

前面我们了解到，胰腺分泌两种主要的激素：胰岛素和胰高血糖素。胰岛素可以降低血糖，胰高血糖素可以升高血糖。这两种激素在正常情况下是相互平衡的，维持着血糖水平的稳定。有些研究表明，生酮饮食可以改善糖尿病患者对胰岛素的敏感性、降低血糖水平、减轻胰岛负担，从而对胰腺有益。[53]但是，也有些研究表明，由于生酮饮食中碳水化合物的摄入比例极低，血糖水平会持续偏低，导致胰岛素的分泌减少，而胰高血糖素的分泌增加。这样就会造成胰腺的负担加重，长期下去可能会损伤胰腺的功能和结构。有一些较为罕见的案例报道，比如青少年采用生酮饮食后，可能爆发急性胰腺炎。[54]

由于生酮饮食中脂肪的摄入比例极高，脂肪在消化过程中会产生大量的游离脂肪酸和甘油三酯，这些物质进入血液循环，并且到达胰腺，然后刺激胰腺分泌更多的消化酶来分解它们。但是，如果消化酶过多或者活性过高，就可能会反过来消化胰腺，引起胰腺炎。

目前关于生酮饮食对胰腺影响的学术文献并不多，生酮饮食对胰腺的影响还没有定论，可能因人而异，也可能与生酮饮食的类型、时间、程度等有关。

近期一项大型的临床研究显示，虽然生酮饮食可以降低体重，但是无法获得像运动减肥一样的健康益处。它会使心脏、肾脏、肝脏和大脑等多个器官中衰老标志物水平显著上升。虽然该过程可逆，但这也提醒我们，生酮饮食有可能损害身体。[55]

3. 如何选择是否进行生酮饮食？

考虑是否采用生酮饮食减肥时，要注意以下几点：

一定要在专业医生或者营养师的指导下进行，并且定期检查血液、尿液和胰腺的指标，以监测生酮状态和胰腺的状况。

一定要选择优质的脂肪来源，如橄榄油、坚果、鱼类等，避免摄入过多的饱和脂肪酸和反式脂肪酸，如黄油、奶油、猪油、人造黄油等，这些脂肪酸会增加胰腺的负担和炎症的风险。所以仅靠吃奶油或者炸肉来生酮，可能行不通。

一定要适当地摄入一些低血糖指数的碳水化合物，如豆类、全谷物等，这些碳水化合物可以提供人体必需的纤维素、维生素和矿物质，以及一些缓慢释放的能量，有利于血糖水平的平稳和对胰腺的保护。

一定要注意饮食的多样性和平衡性，不要过分偏执于生酮饮食的原则，而忽略了其他营养素的重要性。

作为一个想要减肥的普通人，应该怎么做呢？

我们的建议是：不要盲目地追求生酮状态，要根据自己的身体情况和医生的建议来选择合适的饮食方式。一般来说，应该适度地减少碳水化合物的摄入，增加优质蛋白质和健康脂肪的摄入，同时保证足够的水分和纤维素的摄入。限制总热量摄入而非破坏营养供给比例的方法，是一种比较安全和有效的减肥法。此外，还要注意适当运动、充足睡眠、减少压力等，这些都有助于保持身体健康和代谢平衡。

如果你想尝试生酮饮食减肥，最好在医生的指导下进行。一定要记得，生酮饮食并不适合所有人，也不是唯一的减肥方法，要根据自己的身体状况和目标来灵活调整。让我们转换心态，将减肥融入日常生活，改变饮食习惯和运动习惯，拥抱健康的自己！

（五）甜食与胰腺：看GI值选食物

想象一下，一块美味的巧克力在口中融化，或者一杯冰激凌在炎炎夏日带给你清凉的感觉，是不是觉得生活瞬间美好了？然而，你是否了解过这些甜食可能给胰腺带来的影响呢？现在，我们要来聊聊一个甜蜜的话题：甜食。

你知道吗，食物像人一样有自己的"性格"——血糖指数（GI）。有些食物就像活泼的兔子，GI值很高，会导致血糖水平飙升；而有些食物则像低调的猫咪，GI 值较低，对血糖的影响相对较小。我们选择食物时，就像交朋友，需要了解它们的"性格"，才能更好地与之相处。

接下来，就让我们一起探索如何做一个聪明的食客，让美食与健康并行。

1. GI值：胰腺工作的紧急等级表

首先，我们要看看GI是什么。GI的全称是血糖指数，也称血糖生成指数、升糖指数，是指食物中的碳水化合物在被人体消化后对血糖水平的扰动程度。它是一种衡量食物对血糖水平影响的指标。

简单地说，GI显示的就是吃了某种食物后血糖水平的上升程度。GI值越高，说明食物中的碳水化合物越容易被吸收，血糖水平越容易升高。一般来说，GI值在 55 以下的食物被认为是低GI食物，比如全麦面包、燕麦、豆类等；GI值在 70 以上的食物被认为是高GI食物，比如白米饭、马铃薯、蜂蜜等。

吃下一块很甜的小蛋糕后，其中的蔗糖（碳水化合物家族中的一员）在人体内消化吸收，然后会被分解成葡萄糖，进而影响血糖水平。血糖水平升高后，胰岛素会分泌出来帮助身体细胞吸收和利用葡萄糖。这个过程大致是：摄入甜的小蛋糕—糖分被消化吸收—血糖水平上升—胰岛素分泌增加—细胞吸收和利用葡萄糖—血糖水平趋于稳定。

然而，如果血糖水平上升过快或升得过高，就可能会对身体造成不良影响。这时若胰岛素分泌不足或者细胞对胰岛素的敏感性降低，就会导致血糖滞留在血液循环内，这也是大部分糖尿病患者的病因。

食物的GI值在胰腺的眼中，就好像是工作紧要程度的等级表。高GI食物可以迅速升血糖，意味着胰腺需要快速做出反应，分泌大量胰岛素；低GI食物则可以让胰腺慢慢反应。

如果胰腺快速反应过度，大量产生胰岛素，吃甜食甚至会吃出低血糖！有的人大量食用荔枝后，会引起突发性低血糖，我们称之为"荔枝病"。荔枝的含糖量较高，每100克荔枝肉含糖16.6克，绝对是高GI食物，所以过多进食后对血糖影响较大，可能导致血糖水平飙升。另外，荔枝中特有的"低血糖毒素"（α-亚甲环丙基甘氨酸和次甘氨酸A），会遏制肝脏利用果糖产生葡萄糖的速度，这样一来，胰岛素大军已至，而血液中却没有多少葡萄糖供给，自然会导致突发低血糖晕倒等情况。

2. 如何根据GI值选择食物？

低GI食物并不一定不甜，高甜度的食物也并不一定是高GI的。比如米糊，它是特别容易升糖的高GI食物，却一点儿也不甜。有些甜食虽然含有较多的糖分，但是也含有较多的纤维素或者蛋白质等其他成分，这些成分可以降低食物的 GI 值，比如黑巧克力、水果干、花生酱等。这些甜食可以适量食用，不会对血糖水平造成太大的影响。

但是，有些甜食就是纯粹的糖分，其中没有其他营养成分，有很高的 GI 值，比如白砂糖、蜂蜜、糖果、软饮料等。应该尽量少吃或者不吃这些甜食，否则会对血糖水平造成很大的不利影响。

一般来说，应尽量避免吃高 GI 值的甜食，比如牛奶巧克力、冰激凌、果汁等；如果要吃甜食，应该尽量选择一些低 GI 值的，比如水果、坚果、酸奶等。另外，我们也要控制甜食的摄入量，每天不要超过 25 克添加糖（不包括水果中的天然糖），相当于 6 块方糖或者一瓶可乐。

3. 影响 GI 值的因素

你有没有仔细想过：同样的食材，加工方式不一样，是否 GI 值就不同呢？下面，我们就来谈谈影响 GI 值的有关因素。

首先，就是食物中碳水化合物、膳食纤维、蛋白质及脂肪的含量。碳水化合物的含量越高，GI 值就越高，特别是精制的白面包、白砂糖等。食物中纤维含量越高，GI 值就越低。这就是粗粮 GI 值较低而细粮 GI 值较高的原因。如果食物中蛋白质及脂肪含量较高，GI 值就相对较低。

其次，GI 也与食物成熟度、食物的加工程度有关。食物越成熟，GI值就越高，比如熟透的水果比未成熟的水果GI值高。食物加工得越精细，颗粒越小，GI值就越高；反之，GI值越低。这就解释了为什么把水果榨成汁、谷物磨成细粉后更容易升糖，喝粥也比吃米饭更容易升糖。

知道了GI值背后的秘密，我们来总结一下。若想降低食物的GI，其一，就是不要精细加工，还可以缩短烹饪时间。粮食不要碾磨得太细，蔬菜不要切得太碎，水果不要榨汁或做成泥状。烹饪时间越长、食物越软烂，肠道吸收越快，升糖效应越明显。其二，可以将高GI食物与低GI食物灵活搭配。比如馒头、米饭属于高GI食物，而豆类、坚果、蔬菜属于低GI食物，每一餐高GI食物与低GI食物搭配，再加入一些蛋白质、脂肪类的食物，相较于单一的碳水类食物来说，对血糖水平影响更小。

4. 低GI值≠低热量

机智的读者可能会问：多吃低GI食物可以减肥吗？

要注意的是，低GI值不等于低热量！

低GI食物含有较多的膳食纤维，食用后可产生饱腹感，但毕竟也含有热量；有些低GI食物（如果仁等高脂肪食物）的热量很高，如果食用过多，就会引起肥胖，加重机体胰岛素抵抗，同样也会升高血糖水平。一些富含油脂的食物，因为消化、吸收得慢，GI值并不高，但其所含的热量很高。这类高热量的低GI

食物吃得过多，就会导致热量过剩及肥胖，因此不能简单地把低GI食物等同于低热量食品，想达到减肥目的，关键是要控制摄入的总热量。

（六）肥胖与胰腺：基础代谢率和日常食物热量计算法

在现代社会，保持健康的体重已成为许多人关注的话题。肥胖确实与多种健康问题相关，包括高血压、2型糖尿病和心脏病等。肥胖与胰腺疾病也息息相关。

肥胖是胰腺炎的一个重要危险因素。肥胖人群往往存在代谢紊乱，如高甘油三酯血症等。当血液中甘油三酯水平过高时，可能会导致胰腺血管内脂肪栓塞，引起胰腺微循环障碍，进而诱发胰腺炎。此外，肥胖者体内可能存在慢性低度炎症状态，这也可能增加胰腺受损的风险。

肥胖对胰腺的影响不仅限于短期内的炎症，还可能对胰腺功能产生长期影响。长期肥胖可能导致胰岛素抵抗，即细胞对胰岛素的反应性降低，需要更多的胰岛素来维持血糖平衡。这会增加胰腺的负担，使其不得不分泌更多的胰岛素。长此以往，胰腺可能会逐渐失去其正常的分泌功能，导致糖尿病等代谢性疾病的发生。

因此，对于预防胰腺相关疾病，减肥也有一定的好处。

首先，减肥后身体对胰岛素的反应性提高，这意味着胰腺不再需要分泌过多的胰岛素来维持血糖水平，从而减轻了胰腺的负担，有助于其功能的恢复。

其次，减肥有助于降低高脂血症、脂肪肝等代谢综合征的风险。这些代谢问题得到改善后，胰腺的负担也会相应减轻，有利于其功能的恢复和保护。

另外，减肥是预防糖尿病的重要手段之一。通过减轻体重，可以改善胰岛素敏感性，降低血糖水平，从而预防糖尿病的发生。糖尿病的发生与胰腺功能的损害密切相关，因此减肥对胰腺功能的保护具有长远的意义。减肥后，体内脂肪堆积减少，有助于改善胰腺的局部环境。例如，肥胖者体内脂肪堆积可能导致胰液引流不畅、胰管内压力升高等问题，从而诱发胰腺炎。减肥后，这些问题得到缓解，有助于胰腺功能的恢复。

既然减肥有诸多好处，我们也在此简要介绍一下科学减肥的一些方法。

1. 什么是基础代谢率？

基础代谢率（BMR）是指人体在清醒又平静的状态下维持生命所需的最低热量消耗。了解自己的BMR，对于制订减肥计划至关重要，因为我们的减肥目标是在保证身体健康的前提下，通过消耗的热量大于摄入的热量来实现体重的减少。

BMR的计算可以通过多种公式进行，其中最常用的是哈里斯-本尼迪克特公式。这个公式将人体分为4种不同的类型：轻体力劳动者、中等体力劳动者、重体力劳动者和运动员。不同类型的人体消耗的热量不同，因此需要根据自己的活动量来选择合适的公式。

例如，对于轻体力劳动者（日常上班族），其BMR计算公式为：

女性：BMR = 655.1 + (9.563 × 体重) + (1.85 × 身高) - (4.676 × 年龄)

男性：BMR = 66.47 + (13.75 × 体重) + (5.003 × 身高) - (6.755 × 年龄)

其中，体重和身高需要用千克和厘米表示，年龄需要用岁表示。通过这个公式计算出的BMR，可以作为日常热量摄入的基础。在减肥过程中，我们可以根据这个数值来调整饮食和运动计划，以达到热量摄入和消耗的平衡。

2. 如何计算食物热量？

除了计算BMR，了解日常食物所含的热量同样重要。在日常饮食中，食物的种类和数量直接影响着我们的热量摄入。为了达到减肥的目的，我们需要学会计算食物的热量，并根据自己的BMR来调整饮食计划。以下是一些常见的食物热量计算方法：

查阅食物热量表：市面上有很多食物热量表，可以查询到各种食物的热量信息。通过查阅这些表格，我们可以了解每种食物所含的热量，从而更好地控制饮食。

使用食物热量计算器：很多手机应用和网站都提供了食物热量计算器，只需输入食物名称和数量，即可快速得到热量结果。这种方法简单便捷，适合我们在日常生活中使用。

关注食品包装上的营养成分标签：大部分预包装食品都会在包装上标注营养成分的信息，包括热量，以及脂肪、碳水化合物、蛋白质的含量等。通过查看这些标签，我们可以了解食品的热量信息，以便在购物时做出明智的选择。

学习食物热量估算方法：对于一些未标注热量或难以查询到的食物，我们可以通过估算方法来大致判断其热量。例如，一般来说，1克碳水化合物和蛋白质提供的热量约为4千卡，1克脂肪提供的热量约为9千卡。此外，一些常见食物的热量估算方法也可以帮助我们控制饮食。

通过了解食物热量，我们可以更好地控制饮食，避免过量摄入热量。这对于实现减肥目标具有重要意义。

3. 如何制订合理的饮食计划？

在减肥过程中，合理的饮食计划至关重要。好的饮食计划不仅能够帮助我们控制热量摄入，还能够保证营养均衡，让身体在减肥的同时保持健康。那么，如何制订一个合理的饮食计划呢？

首先，我们需要根据自己的BMR来确定每日所需摄入的热量。BMR是我们在清醒又平静的状态下维持生命所需的最低热量消耗，而日常活动则需要额外消耗热量。因此，我们可以根据以下公式来估算每日所需的总热量：

$$总热量摄入 = BMR \times 活动系数$$

其中，活动系数可以根据我们的活动强度来选择，一般分为轻体力劳动、中等体力劳动和重体力劳动。例如，轻体力劳动者的活动系数为1.55，中等体力劳动者为1.75，重体力劳动者为2.25。

接下来，我们需要根据自己的饮食偏好和健康状况，制订一个营养均衡的饮食计划。以下是一些建议：

一是控制总热量摄入。在保证营养均衡的前提下，尽量控制总热量摄入，使其略低于每日所需的总热量。

二是增加蛋白质摄入比例。蛋白质有助于增加饱腹感，促进肌肉生长，有助于减肥，建议每天摄入适量的瘦肉、鱼、禽肉、豆制品等富含优质蛋白质的食物。

三是增加蔬菜和水果摄入比例。蔬菜和水果富含膳食纤维、维生素和矿物质，有助于促进肠道蠕动，降低热量摄入。建议每天摄入约 500 克的蔬菜和约 200 克的水果。

四是控制碳水化合物摄入量。碳水化合物是人体主要的能量来源，但过量摄入会导致热量过剩。建议选择全谷物、糙米、燕麦等低糖高纤维的碳水化合物，避免过多摄入精制米面和甜食。

五是控制脂肪摄入量。脂肪是高热量食物，过量摄入会导致热量过剩。建议选择富含不饱和脂肪酸的植物油，如橄榄油、花生油等，并减少动物脂肪的摄入。

六是保持饮食多样性。为了保证营养均衡，建议摄入多种食物，避免单一食物长期占据主导地位。

制订饮食计划时，我们还需要注意以下几点：

餐次安排：建议采用三餐两点的方式，早餐要吃好，午餐要吃饱，晚餐要吃少。

饮食时间：尽量保持规律的饮食习惯，避免快速进食、暴饮暴食。

饮食氛围：保持愉悦的饮食氛围，避免在压力大、情绪低落时进食。

饮水：保持充足的水分摄入（每日1 500~2 500毫升），有助于促进新陈代谢，降低食欲。

总之，制订合理的饮食计划是减肥过程中不可或缺的一环。通过控制热量摄入、保证营养均衡，并结合适量的运动，我们可以实现健康减肥的目标。

减肥是一项艰巨而重要的任务，但只要我们掌握正确的方法，坚持不懈，就一定能够成功。

（七）运动与胰腺：千里之行，始于足下

在当今快节奏的社会中，生活和工作压力不断增大，人们的生活习惯也随之发生变化。这种变化促使越来越多的人开始关注自己的健康问题。运动在胰腺健康管理中发挥着重要作用。无论是在预防还是治疗胰腺疾病的过程中，适量运动都扮演着重要的角色。

运动对胰腺健康的积极作用主要体现在以下几个方面：

提高胰岛素敏感性：适当的运动可以增强肌肉和其他组织对胰岛素的敏感性，使细胞更容易吸收血液中的葡萄

糖，从而降低血糖水平。这一点对于 2 型糖尿病患者尤为重要，因为提高胰岛素敏感性可以帮助他们更好地控制血糖，减少对药物的依赖。

改善血糖控制：运动可以促进血糖的利用，降低血糖水平。在运动过程中，肌肉需要能量，会消耗血液中的葡萄糖，从而降低血糖。此外，运动还可以促进肝脏对葡萄糖的摄取和利用，减少肝脏输出的葡萄糖，进一步降低血糖水平。

促进血液循环：运动可以增强心脏功能，提高血液循环效率，从而增加胰腺的血液供应。这有助于胰腺细胞获得更多的氧气和营养素，维持其正常功能和代谢需求。

有助于胰腺健康：运动可以促进胰腺细胞的代谢和功能维持，减少胰腺疾病的发生；此外，运动还可以减轻胰腺细胞的炎症和氧化应激，保护胰腺细胞免受损伤。

促进胰腺疾病康复：对已经患有胰腺疾病的人来说，适当的运动可以帮助改善病情，促进康复。例如，对于胰腺炎患者，适当的运动可以减轻炎症，促进胰腺组织的修复。对于胰腺癌患者，虽然运动不能直接治疗癌症，但可以帮助提高生活质量，减轻治疗过程中的副作用。

1. 有氧运动和无氧运动如何促进健康？

在探讨了运动对胰腺健康的积极作用之后，让我们更深入地了解不同类型的运动如何影响我们的身体。有氧运动和无氧运动是两种截然不同的锻炼方式，它们各自对胰腺和整体健康产生不同的影响。

有氧运动，如快走、慢跑、游泳和骑自行车，主要依赖于氧气来产生能量。这些运动能够提高心肺功能，增强血液循环，有助于胰岛素的分泌和利用，能够帮助改善血糖控制。

无氧运动，如举重和力量训练，则主要依赖于肌肉内的能量储备来产生力量。这些运动可以增加肌肉量，提高基础代谢率，从而在休息时也能促进血糖的利用。无氧运动对于提高胰岛素敏感性也有一定的帮助，尤其是在与有氧运动相结合时。

在推荐的运动项目方面，有氧运动和无氧运动都是有益的。对于胰腺健康，结合有氧运动和无氧运动可以获得最佳效果。例如，每周可以安排几次有氧运动，如慢跑或游泳，以及几次力量训练，如举重或使用阻力带。这样的组合可以帮助提高胰岛素敏感性，改善血糖控制，并促进胰腺细胞的健康和功能维持。

2. 2型糖尿病的运动治疗

对于2型糖尿病患者，运动治疗是一种重要的辅助手段，可以通过多种机制改善血糖控制。首先，规律的运动能够提高肌肉和其他组织对胰岛素的敏感性，从而促进葡萄糖的摄取和利用，降低血糖水平。运动能够增加肌肉细胞内葡萄糖转运蛋白4

（GLUT4）的表达和活性，这是肌肉细胞摄取葡萄糖所需的关键蛋白质。此外，运动还能够促进肌肉细胞内葡萄糖代谢途径的激活，从而增加葡萄糖的利用。

其次，运动有助于减轻体重，减少脂肪组织，尤其是内脏脂肪，从而改善胰岛素抵抗。内脏脂肪的减少有助于改善胰岛素敏感性，降低胰岛素抵抗，从而改善血糖控制。

此外，运动还可以增加肌肉量，提高基础代谢率，有助于长期的血糖控制。肌肉量的增加有助于提高身体对葡萄糖的利用率，即使在休息时也能促进血糖的利用，从而有助于血糖控制。

建议的运动类型包括中等强度的有氧运动，如快走、慢跑、游泳和骑自行车，以及适量的力量训练，如举重和抗阻训练。这些运动有助于提高心肺功能，增加肌肉量，改善血糖控制。美国糖尿病协会建议，2 型糖尿病患者每周应进行至少 150 分钟的中等强度有氧运动，或至少 75 分钟的高强度有氧运动，分摊在几天内完成，以保持运动的持续效果。此外，力量训练也应该包括在内，每周至少进行 2 天，以增加肌肉量，提高基础代谢率。

3. 过犹不及，提高警惕

需要注意的是，运动应根据个人的身体状况和健康状况进行，避免过度运动带来的伤害。

在启动任何运动计划之前，进行全面的健康评估是非常重要的，尤其是有慢性疾病史、长期缺乏运动或处于特定生理状态的人群（如妊娠期女性、老年人）。这一评估应由专业医疗人员指导，识别潜在的健康风险，确定适合个人状况的运动类型、强度和频率。此外，适当的运动前热身是必不可少的，它有助于减少运动损伤的风险。

运动过程中的监测是确保安全和效果的关键。参与者应密切注意自己的生理反应，包括心率、呼吸节奏、血压反应以及血糖水平（对于糖尿病患者尤为重要）。使用心率监测器和其他可穿戴设备（如运动手表）可以帮助准确地追踪这些指标。如果出现任何异常症状，如头晕、胸痛、极度疲劳或呼吸困难，应立即停止运动，并寻求专业医疗意见。此外，应根据个人的耐受性和进展，适时调整运动计划，将训练强度保持在一个安全又有效的区间。

运动后的恢复阶段对于预防过度训练和促进肌肉修复至关重要。适当的休息、充足的水分补充和均衡的营养摄入是恢复过程的关键组成部分。水分补充有助于维持正常的血浆体积和电解质平衡，而营养摄入应侧重于高质量的蛋白质、碳水化合物和必要的微量元素，以支持肌肉的修复和生长。此外，采用静态拉伸、泡沫轴滚动、冷热疗法等恢复技术，可以进一步促进血液循环，减少肌肉紧张和酸痛，加速恢复过程。

第 5 章
胰腺药物,你了解吗?

(一)降糖药:胰腺!挥鞭向前!

在降糖药的广阔舞台上,各类药物身怀绝技,共同演绎着降低血糖的精彩剧目。高血糖这个词看似简单,实则背后隐藏着复杂的生理机制和健康挑战。为了应对这一挑战,科学家研发出多种降糖药,它们各自拥有独特的降糖机制和适用人群。下面,就让我们一起揭开市场上常见降糖药的神秘面纱,深入了解它们的种类、名称以及独特的降糖机制。

1. 市场上常见的几类降糖药

降糖药种类繁多,每一种都有其独特的降糖机制和适用人群。它们就像一群各具特色的降糖"战士",在人体内与高血糖进行着一场场无声的"战斗"。目前，市场上常见的降糖药主要包括以下几大类，每一类都有其代表药物和独特之处：

胰岛素增敏剂：这类药物能够增强身体对胰岛素的敏感性，使胰岛素能够更有效地降低血糖。其中，二甲双胍是最常用的口服降糖药之一，以其独特的降糖机制和较小的副作用广受青睐。

磺酰脲类药物：这类药物通过刺激胰腺分泌更多的胰岛素来降低血糖。它们就像胰腺的"激励师"，让胰腺更加努力地工作，分泌出更多的胰岛素来对抗高血糖。常见的药物有格列本脲、格列齐特等。

二肽基肽酶–4 抑制剂（DPP-4 抑制剂）：这类药物通过延长胰高血糖素样肽–1 这种肠促胰岛素的活性来增加胰岛素分泌，同时抑制胰高血糖素的释放。它们就像肠促胰岛素的"守护者"，让胰高血糖素样肽–1 能够在体内发挥更长时间的降糖作用。常见的药物有西格列汀、维格列汀等。

除了以上三大类降糖药，市场上还有许多其他类型的降糖药，如 α-葡萄糖苷酶抑制剂、噻唑烷二酮类药物等。它们各自拥有独特的降糖机制和适用人群，为医生提供更多选择来帮助患者控制血糖。

2. 常见降糖药的作用机制

接下来，我们将深入探讨这三大类降糖药的降糖机制，揭示它们是如何在人体内发挥作用的。

● 胰岛素增敏剂（如二甲双胍）

二甲双胍这位降糖舞台上的明星，以其独特的降糖机制赢得了广泛赞誉。它主要通过抑制肝脏糖异生，减少肝脏释放葡萄糖，从而降低血糖。肝脏糖异生是肝脏将非糖物质转化为葡萄糖的过程，而二甲双胍就像一位"守门人"，严格把控着这个过程的进行，不让过多的葡萄糖进入血液。

此外，二甲双胍还能增加外周组织（如肌肉）的胰岛素敏感性。胰岛素敏感性是指身体对胰岛素的反应程度，而二甲双胍就像"信号增强器"，让胰岛素的信号更加强烈，从而促使外周组织更加积极地摄取和利用葡萄糖。

这使得二甲双胍在降低血糖的同时，对体重的影响较小，并且具有一定的心血管保护作用。它不会像一些降糖药那样导致体重增加或者对心血管系统产生不良影响，反而能够在一定程度上保护心血管健康，真可谓降糖药中的"多面手"。

● 磺酰脲类药物（如格列本脲）

这类药物如同胰腺 β 细胞的"激励师"，通过刺激它们分泌更多的胰岛素来降低血糖。胰腺 β 细胞是负责分泌胰岛素的细胞，而磺酰脲类药物使胰腺 β 细胞更加努力地工作，分泌出更多的胰岛素来对抗高血糖。

这类药物与β细胞上的磺酰脲受体紧密结合，就像一把钥匙打开一把锁。这种结合会关闭钾通道，导致细胞膜去极化，从而促进钙离子内流。钙离子是细胞内的重要信号分子，它的内流会触发一系列反应，最终增强胰岛素的释放。

然而，需要注意的是，磺酰脲类药物可能导致低血糖和体重增加。这是因为当药物刺激胰腺分泌过多胰岛素时，血糖可能会降得过低，导致低血糖症状。同时，由于胰岛素的促进作用，患者可能会感到饥饿，从而增加食量，导致体重增加。尤其是在饮食控制不佳的情况下，这些副作用更容易发生。因此，在使用过程中需要密切监测血糖和体重变化，及时调整药物剂量和饮食计划。

● 二肽基肽酶-4 抑制剂（如西格列汀）

这类药物如同肠促胰岛素（胰高血糖素样肽-1）的"守护者"，通过延长其活性来增加胰岛素分泌，同时抑制胰高血糖素的释放。肠促胰岛素是一种由肠道分泌的激素，它能够促进胰岛素的分泌并抑制胰高血糖素的释放，从而降低血糖水平。但是，很快，肠促胰岛素在体内就会被二肽基肽酶-4 酶分解而失去活性。

而二肽基肽酶-4 抑制剂就像一位"保护者"，能够抑制二肽基肽酶-4 酶的活性，从而延长胰高血糖素样肽-1 在体内的作用时间。这样，胰高血糖素样肽-1 就能更加充分地发挥其降糖作用，促进胰岛素的分泌并抑制胰高血糖素的释放。

二肽基肽酶-4抑制剂类药物就像精细的"调节师"，在降低血糖的同时，对体重的影响较小，而且引发低血糖的风险相对较低。这使得二肽基肽酶-4抑制剂成为控制2型糖尿病的有效选择，为患者带来了新的希望。同时，由于其独特的降糖机制和较少的副作用，二肽基肽酶-4抑制剂也越来越受到医生和患者的青睐，它们被统称为格列汀类药物。

总的来说，降糖药种类繁多，每类药物都有其独特的降糖机制和适用人群。选择降糖药时，医生会根据患者的具体情况和病情严重程度进行综合考虑，选择最适合患者的药物组合和治疗方案。

同时，患者也需要密切关注自己的血糖变化和身体反应，及时调整饮食和生活习惯，与医生共同管理好自己的血糖健康。

（二）胰酶："消化小能手"还有哪些隐藏技能？

胰酶是我们身体中消化过程的重要参与者。如前面你已经了解的，它包括淀粉酶、脂肪酶和蛋白酶等一系列酶类。这些酶类就像消化界的"小能手"，各自负责分解特定类型的食物成分，确保我们摄入的食物能够被有效地消化和吸收。

那么，胰酶除了促进消化、增进食欲这些"本职工作"，还有哪些其他用途呢？接下来，我们就来一起揭示胰酶的"隐藏技能"。

1. 胰酶的基本功能与组成

在深入了解胰酶的其他用途之前,我们先来回顾一下它们的基本功能与组成。胰酶主要包括淀粉酶、脂肪酶和蛋白酶,每种酶都肩负着分解特定食物成分的重任。

淀粉酶:将碳水化合物分解成简单糖类,如葡萄糖。这一步骤对于能量的释放和后续糖类的吸收至关重要。

脂肪酶:将脂肪分解成甘油和脂肪酸。这是脂肪消化和吸收的关键步骤。

蛋白酶:将蛋白质分解成氨基酸。这是蛋白质消化和吸收的基础。

这些酶类在胰腺中合成后,会随着胰液进入小肠,开始工作。它们能够高效地分解食物中的复杂分子,将其转化为身体可以吸收和利用的小分子。

2. 胰酶的其他用途

除了促进消化,胰酶还在治疗特定疾病引起的消化障碍、先天性或后天性胰功能不全,以及辅助改善营养不良等方面发挥着重要作用。

● 治疗特定疾病引起的消化障碍

胰酶被广泛用于治疗由肝脏和胰腺疾病引起的消化障碍。这些疾病可能导致胰腺功能下降，胰酶分泌不足，从而影响食物的消化和吸收。在这种情况下，补充胰酶可以帮助改善消化状况，减轻症状。

例如，慢性胰腺炎是一种胰腺功能逐渐丧失的疾病。患者常常会出现消化不良、腹痛、体重下降等症状。通过补充胰酶，可以帮助患者更好地消化食物、吸收营养素，从而提高生活质量。

此外，糖尿病患者有时也会出现消化不良的症状。这可能是因为胰腺的正常功能受到影响，导致胰酶分泌不足。在这种情况下，胰酶可以作为辅助治疗手段，帮助改善消化状况。

● 先天性或后天性胰功能不全

胰酶还可以用于治疗先天性或后天性胰功能不全。先天性胰功能不全是一种罕见的遗传性疾病，患者从出生开始就无法产生足够的胰酶来消化食物。对于这类患者，胰酶替代治疗是维持生命的重要手段。定期补充胰酶，可以帮助患者消化食物，吸收营养，保持正常的生长发育。

后天性胰功能不全可能由多种原因引起，如腹部手术、外伤导致的胰腺切除或酒精中毒引起的慢性胰腺炎等。这些情况下，胰腺可能无法分泌足够的胰酶来消化食物。通过补充胰酶，可以帮助患者改善消化状况，减轻症状。

- **辅助改善营养不良**

胰酶中含有丰富的蛋白质、维生素、微量元素等营养素，食用后可以为身体补充所需要的营养，促进营养的吸收。

对长期消化不良、吸收障碍的患者来说，营养不良是一个常见的问题。这些患者可能由于胰酶分泌不足而无法充分消化和吸收食物中的营养。通过补充胰酶，可以帮助他们更好地消化食物，吸收营养，从而改善营养不良的状况。

3. 胰酶的使用注意事项

虽然胰酶在治疗多种疾病中发挥着重要作用，但在使用时也需要注意一些事项。

首先，患者需要在医生的指导下合理用药，并严格遵守用药说明。不同疾病、不同症状的患者可能需要不同剂量、不同类型的胰酶制剂。因此，在使用胰酶前，一定要咨询医生，确保用药的准确性和安全性。

其次，急性胰腺炎早期及有胆道梗阻的患者禁用胰酶。这是因为在这些情况下，胰腺可能已经受到严重损伤或阻塞，无法正常分泌胰酶。如果此时再补充胰酶，可能会加重胰腺的负担，导致病情恶化。

最后，部分患者在使用胰酶后可能会出现不良反应。这些反应可能包括颊部、肛门周围及消化道的出血，过敏反应如皮疹、瘙痒等。因此，在用药期间，患者应注意观察身体反应，如有异常应及时就医。

随着精准医疗的发展，我们可以期待胰酶的个性化治疗成为未来的研究方向。通过分析患者的基因、代谢和生理特征，医生可以为患者制定个性化的胰酶治疗方案，以增强治疗效果并减少不良反应的发生。

总之，胰酶作为我们身体中消化过程的重要参与者，不仅在治疗消化障碍、胰功能不全和营养不良等方面发挥着重要作用，还具有广阔的研究前景和应用潜力。随着医学和生物技术的不断发展，我们期待胰酶在未来为更多患者带来更好的治疗效果和生活质量。

（三）GLP-1 受体激动剂：闪耀的减肥明星，你了解它吗？

也许你并不知道 GLP-1 受体激动剂是什么，只是近期偶尔在新闻中见过这个词，但你也许通过朋友或网络了解到现在较为流行的利拉鲁肽、司美格鲁肽，它们是减肥界冉冉升起的巨星。2024 年 9 月，拉斯克奖颁给了 GLP-1（胰高血糖素样肽-1）研究领域的三位科学家——乔尔·哈本纳、斯韦特兰娜·莫伊索夫和罗蒂·比耶尔·克努森，他们开创了体重管理的新时代。

在当今社会，减肥和控制血糖成为许多人关注的焦点。而

GLP-1受体激动剂作为一类新型药物，因其多重功效而备受瞩目。它真能一针速瘦减肥吗？在当前的风靡背后，GLP-1受体激动剂究竟是如何发挥作用的？它在临床上又有哪些应用呢？

我们来一起认识下GLP-1受体激动剂的作用机制及其在临床上的广泛应用，让你对这类神奇的药物有一个全面的了解。

1. 模拟自然存在的激素，成就了一颗健康"新星"

GLP-1是一种在人体中自然存在的激素，它具有多种生理作用，其中最重要的是能够促进胰岛素的分泌和抑制胰高血糖素的释放，从而帮助身体更有效地利用血糖，降低血糖水平。

而GLP-1受体激动剂则是一类能够模拟GLP-1作用的药物，它们通过与GLP-1受体结合，激活受体信号通路，从而产生与GLP-1相似的生理效应。

近年来，随着对GLP-1受体激动剂研究的深入，科学家发现这类药物不仅具有显著的降糖效果，还能够帮助人们减轻体重。这一发现使得GLP-1受体激动剂在减肥和控制血糖领域备受瞩目，成为新的研究热点。

2. 作用机制：多重功效，一药多用

GLP-1受体激动剂之所以能够帮助减肥和控制血糖，主要归

功于其多重作用机制。

● 促进胰岛素分泌，降低血糖

当血糖水平升高时，GLP-1 受体激动剂能够刺激胰腺分泌更多的胰岛素，从而将血糖水平降低到正常范围内。

● 抑制胰高血糖素释放，进一步控制血糖

胰高血糖素是一种与胰岛素作用相反的激素，它的主要作用是促进肝脏释放葡萄糖，从而升高血糖水平。而 GLP-1 受体激动剂则能够抑制胰高血糖素的释放，从而减少肝脏释放葡萄糖的量，进一步控制血糖水平的升高。

● 减缓胃排空，延长饱腹感

除了降糖作用，GLP-1 受体激动剂还能够减缓胃排空的速度。我们进食后，食物会进入胃中并被消化。而 GLP-1 受体激动剂则能够延缓胃中食物的排空速度，使得食物在胃中停留的时间更长。这样一来，我们就能够更长时间地感受到饱腹感，从而减少食物的摄入。这一机制对减肥来说尤为重要，因为它能够帮助人们在不感到饥饿的情况下减少食量，从而达到减重的效果。

● 保护心血管系统

GLP-1 受体激动剂还对心血管系统有保护作用。研究表明，这类药物能够降低心血管疾病的风险，对已经患有心血管疾病的患者来说，它也具有显著的治疗效果。这一发现使得 GLP-1 受体激动剂在心血管疾病的治疗中具有潜在的应用价值。[56]

3. 临床应用：广泛且有效

GLP-1 受体激动剂在临床上的应用已经取得了显著的成果。下面，我们将逐一介绍这类药物在不同疾病治疗中的应用情况。

● 2 型糖尿病的治疗

2 型糖尿病是一种由于胰岛素分泌不足或胰岛素抵抗而导致的慢性疾病，而 GLP-1 受体激动剂则能够通过促进胰岛素分泌和抑制胰高血糖素释放来降低血糖水平。临床试验表明，2 型糖尿病患者在使用 GLP-1 受体激动剂后，不仅能够实现显著的血糖控制，还能在短期内显著减轻体重。这一双重功效使得 GLP-1 受体激动剂在 2 型糖尿病治疗领域具有独特的优势。

● 肥胖症的治疗

肥胖症是一种由于能量摄入超过能量消耗而导致的慢性疾病。而 GLP-1 受体激动剂则能够通过减缓胃排空和延长饱腹感来减少食物的摄入，从而达到减重的效果。临床试验表明，肥胖症患者在使用 GLP-1 受体激动剂后能够显著减轻体重，并改善相关的代谢指标。根据《新英格兰医学杂志》关于司美格鲁肽和安慰剂的双盲对照Ⅲ期临床研究结果，司美格鲁肽用药 68 周后，体重变化的均值为 –14.9%，中位减轻重量为 15.3 千克。[57] 这一发现使得 GLP-1 受体激动剂在肥胖症治疗领域也具有广泛的应用前景，目前已通过美国食品和药物管理局（FDA）认证。

- 心血管疾病的治疗

研究表明，这类药物能够降低心血管疾病的风险，并改善心血管功能。对已经患有心血管疾病的患者来说，使用 GLP-1 受体激动剂也能够显著降低心血管事件的发生率。这一发现使得 GLP-1 受体激动剂在心血管疾病的治疗中具有潜在的应用价值。

- 代谢综合征的治疗

代谢综合征是一类由于多种代谢异常而导致的疾病，包括肥胖、高血压、高血糖和高血脂等，而 GLP-1 受体激动剂能够通过多种机制改善代谢异常，从而治疗代谢综合征。临床试验表明，代谢综合征患者在使用 GLP-1 受体激动剂后能够显著改善代谢指标，并降低心血管疾病的风险。这一发现使得 GLP-1 受体激动剂在代谢综合征的治疗中，具有广泛的应用前景。

4. GLP-1 受体激动剂安全吗？

任何药物都有其潜在的副作用，GLP-1 受体激动剂也不例外。与传统的降糖药物和减肥药物相比，GLP-1 受体激动剂的副作用相对较少且较轻。然而，主流研究中，《美国医学会杂志》指出，司美格鲁肽用药组胃肠道不良事件报告率高达 84.1%，其常见不良反应包括恶心、腹泻、呕吐、便秘、腹痛、腹胀、头晕、头痛、消化不良、低血糖、胃肠炎和胃食管反流病等。通常，这些副作用在使用初期出现，并随着使用时间的延长而逐渐减轻。此外，少数患者还可能出现过敏反应或注射部位不适等副作用。这些副作用通常都是轻微且可逆的，不会对患者造成严重的健康影响。

与传统的降糖药物和减肥药物相比，GLP-1受体激动剂的安全性更高。这是因为这类药物的作用机制更加精准，只针对特定的受体发挥作用，不会对其他器官或系统造成不必要的影响。此外，GLP-1受体激动剂还具有良好的耐受性和长期使用的安全性，这使得它在临床应用上更加安全可靠。不过由于它是新药，很多研究结果正在不断发布之中。对于它的副作用，科学家也需要一定时间去探索，例如2024年的一篇文献提示：非糖尿病患者的肥胖男性在注射司美格鲁肽后，可能更容易出现勃起功能障碍。[58]

随着对GLP-1受体激动剂研究的深入和临床应用的不断扩展，我们有理由相信，这类药物将在未来发挥更加广泛和重要的作用。

目前，科学家正在对GLP-1受体激动剂进行更深入的研究，以探索其更多的生理作用和潜在的应用价值。例如，一些研究正在关注GLP-1受体激动剂在神经系统疾病、炎症性疾病和自身免疫病中的治疗作用。此外，还有一些研究正在探索GLP-1受体激动剂与其他药物的联合使用，以期达到更好的治疗效果。

除了在上述疾病治疗中的应用，GLP-1 受体激动剂还有可能拓展到其他领域。例如，在美容领域，GLP-1 受体激动剂有可能被用于改善皮肤质量和延缓衰老。在运动领域，这类药物有可能被用于提升运动员的体能和恢复能力。然而，这些应用拓展还需要进一步的研究和临床试验来证实其有效性和安全性。

后　记
在探索与守护中继续前行

　　完成《打工人胰腺养护指南》的书稿时，我心中既有如释重负的欣慰，也夹杂着些许遗憾。欣慰的是，通过这本书，我得以将多年临床工作中的感受，转化为大家易于理解的文字，让更多人开始关注胰腺这个"隐形的生命工程师"；遗憾的是，受限于篇幅与表达形式，书中仍有诸多内容未能全面展开，部分科学原理未能以更生动的方式呈现。

　　相信大家通过此书可窥见，胰腺的复杂性与重要性远超常人想象。在书中，我们虽已尝试用通俗的语言描述其结构与功能，但胰腺疾病的成因、病理机制乃至治疗技术的突破，往往涉及分子生物学、遗传学等深奥领域。例如，胰腺癌是否遗传？为何患者生存期比其他肿瘤短这么多？这些问题的答案，往往需要结合基因突变、肿瘤微环境等前沿研究才能阐释。然而，这些内容若以科普形式呈现，难免显得晦涩；若以案例形式简化，又恐失之片面。因此，书中虽提及了靶向药物、免疫疗法等治疗手段的进展，却未能深入探讨其背后的科学逻辑，也未能全面覆盖所有亚型胰腺疾病的特点。这或许会让部分读者感到意犹未尽，但这也正是我们未来继续探索的动力。

科普之路，永无止境。在完成这本书后，我更加深刻地意识到，胰腺疾病的防治不仅需要医学技术的突破，更需要公众认知的提升。因此，我们团队计划在未来开展一系列更为全面的科普工作。一方面联合多学科专家，撰写针对不同人群的科普手册，让知识更具针对性；另一方面，我们团队也可以尝试通过短视频等新媒体形式，用更直观的方式传递胰腺健康知识，从源头减少疾病的发生。

当然，科普的终极目标，是让每个人都能成为自己健康的第一责任人。我衷心希望，这本书能成为读者了解胰腺的一扇窗，让大家在收获知识的同时，更能感受到生命的脆弱与坚韧。或许，您读完这本书后，会对餐桌上的暴饮暴食多一分警惕，会对身体发出的细微不适多一分关注，会对医学研究的艰辛与希望多一分理解。这些改变，看似微小，却可能成为守护健康的关键一步。健康从来不是一个人的事情，而是科学与人文的共同使命。愿这本书能成为您健康旅程中的一盏明灯，愿我们都能以敬畏之心对待身体，以科学之智守护生命。

最终，感谢在此书成书过程中倾力相助的朋友们。感谢北京师范大学科研院常务副院长徐洪和科学教育研究院副院长袁正，二位老师以深厚的学术积淀与敏锐的读者视角，为内容把关定向；感谢周心玉画师前期的工作，感谢插画师孙慧璇让抽象的医学知识跃然纸上；感谢编辑尹涛全程耐心打磨，从篇章结构到标点符号皆倾注心血。感恩诸位以专业与热忱托举科学之光，愿这份善意化作星火，照亮更多人的健康之路。

吴文铭

2025 年 5 月

参考文献

[1] Willnow D, Benary U, Margineanu A, et al. Quantitative lineage analysis identifies a hepato-pancreato-biliary progenitor niche[J]. Nature, 2021,597(7874):87-91.DOI:10.1038/s41586-021-03844-1.

[2] Shapiro AM, Lakey JR, Ryan EA, et al. Islet transplantation in seven patients with type 1 diabetes mellitus using a glucocorticoid-free immunosuppressive regimen[J]. N Engl J Med, 2000 ,343(4):230-238. DOI:10.1056/NEJM200007273430401.

[3] Liang K, Du Y. Cell engineering techniques improve pharmacology of cellular therapeutics[J]. Biomater Biosyst, 2021, 2:100016. DOI:10.1016/j.bbiosy.2021.100016.

[4] 赵玉沛.胆源性胰腺炎诊断标准与处理原则的探讨[J].中华肝胆外科杂志,2002, 8(2):2. DOI:10.3760/cma.j.issn.1007-8118. 2002.02.011.

[5] 于远望.生理学基础[M].北京:中国中医药出版社,2016: 08.

[6] Laugier R, Bernard JP, Berthezene P, et al. Changes in pancreatic exocrine secretion with age: pancreatic exocrine secretion does decrease in the elderly[J]. Digestion, 1991, 50:202–211.

[7] 慕之. 肥皂原本是一种植物果荚[J]. 文史杂志, 2019(02):95.

[8] Palmnäs-Bédard MSA, Costabile G, Vetrani C, et al. The human gut microbiota and glucose metabolism: a scoping review of key bacteria and the potential role of SCFAs[J]. Am J Clin Nutr, 2022, 116(4):862-874. DOI:10.1093/ajcn/nqac217.

[9] Li XY, He C, Zhu Y, et al. Role of gut microbiota on intestinal barrier function in acute pancreatitis[J]. World J Gastroenterol, 2020, 26(18):2187-2193. DOI:10.3748/wjg.v26.i18.2187.

[10] Fan X, Alekseyenko AV, Wu J, et al. Human oral microbiome and prospective risk for pancreatic cancer: a population-based nested case-control study[J]. Gut, 2018, 67(1):120-127. DOI:10.1136/gutjnl-2016-312580.

[11] Boxhoorn L, Voermans RP, Bouwense SA, et al. Acute pancreatitis[J]. Lancet, 2020, 396(10252):726-734. DOI:10.1016/S0140-6736(20)31310-6. Erratum in: Lancet, 2021, 398(10312):1686.

[12] 中华外科学会胆道外科学组. 我国胆石病十年来的变迁[J]. 中华外科杂志, 1995,33(11):652-658.

[13] Levy MM, Fink MP, Marshall JC, et al. 2001 SCCM/ESICM/ACCP/ATS/SIS International Sepsis Definitions Conference[J]. Intensive Care Med, 2003, 29(4):530-538. DOI:10.1007/s00134-003-1662-x.

[14] 王兴鹏,李兆申,袁耀宗,等. 中国急性胰腺炎诊治指南(2013,上海)[J]. 中国实用内科杂志, 2013. DOI:CNKI:SUN:SYNK.0.2013-07-012.

[15] 许建明, 周晓兰. 急性胰腺炎临床和形态学分类标准的新认识[J]. 中华消化杂志, 2012, 32(9):3. DOI:10.3760/cma.j.issn.0254-1432.2012.09.001.

[16] 黄敏. 院外健康教育对急性胰腺炎复发率的影响[J]. 护理实践与研究, 2010, 7(20):3. DOI:10.3969/j.issn.1672-9676.2010.20.058.

[17] Beyer G, Habtezion A, Werner J, et al. Chronic pancreatitis[J]. Lancet, 2020 , 396(10249):499-512. DOI:10.1016/S0140-6736(20)31318-0.

[18] Domínguez-Muñoz JE, D Hardt P, Lerch MM, et al. Potential for screening for pancreatic exocrine insufficiency using the fecal elastase1 test[J]. Dig Dis Sci, 2017, 62: 1119-1130. DOI:10.1007/s10620-017-4524-z.

[19] Keller J, Brückel S, Jahr C, et al. A modified ^{13}C-mixed triglyceride breath test detects moderate pancreatic exocrine insufficiency[J]. Pancreas, 2011,40: 1201-1205. DOI:10.1097/MPA.0b013e318220ad98.

[20] Goodarzi MO, Petrov MS, Andersen DK, et al. Diabetes in chronic pancreatitis: risk factors and natural history[J]. Curr Opin Gastroenterol, 2021, 37(5):526-531. DOI:10.1097/MOG.0000000000000756.

[21] Issa Y, Kempeneers MA, Bruno MJ, et al. Effect of early surgery vs endoscopyfirst approach on pain in patients with chronic pancreatitis: the ESCAPE randomized clinical trial[J]. JAMA, 2020, 323: 237-247. DOI:10.1001/jama.2019.20967.

[22] Quante AS, Ming C, Rottmann M, et al. Projections of cancer incidence and cancerrelated deaths in Germany by 2020 and 2030[J]. Cancer Med, 2016, 5, 2649-2656. DOI:10.1002/cam4.767.

[23] Hao L, Zeng XP, Xin L, et al. Incidence of and risk factors for pancreatic cancer in chronic pancreatitis: a cohort of 1656 patients[J]. Dig Liver Dis, 2017, 49: 1249-1256. DOI:10.1016/j.dld.2017.07.001.

[24] Tamura K, Yu J, Hata T, et al. Mutations in the pancreatic secretory enzymes CPA1 and CPB1 are associated with pancreatic cancer[J]. Proc Natl Acad Sci USA, 2018, 115: 4767-4772. DOI:10.1073/pnas.1720588115.

[25] Klein AP. Pancreatic cancer epidemiology: understanding the role of lifestyle and inherited risk factors[J]. Nat Rev Gastroenterol Hepatol, 2021, 18(7):493-502. DOI:10.1038/s41575-021-00457-x.

[26] Siegel RL, Miller KD, Jemal A. Cancer statistics, 2020[J]. CA Cancer J Clin, 2020, 70(1):7-30. DOI:10.3322/caac.21590.

[27] Siegel RL, Miller KD, Jemal A. Cancer statistics, 2019[J]. CA Cancer J Clin, 2019, 69(1):7-34. DOI:10.3322/caac.21551

[28] Maisonneuve P, Lowenfels AB. Risk factors for pancreatic cancer: a summary review of meta-analytical studies[J]. Int J Epidemiol, 2015, 44(1):186-198. DOI: 10.1093/ije/dyu240.

[29] Canto MI, Harinck F, Hruban RH, et al. International Cancer of the Pancreas Screening (CAPS) Consortium summit on the management of patients with increased risk for familial pancreatic cancer[J]. Gut, 2013, 62(3): 339-347.DOI: 10.1136/gutjnl-2012-303108.

[30] Mizrahi JD, Surana R, Valle JW, et al. Pancreatic cancer[J]. Lancet, 2020, 395(10242):2008-2020. DOI :10.1016/S0140-6736(20)30974-0.

[31] Torphy RJ, Fujiwara Y, Schulick RD. Pancreatic cancer treatment: better, but a long way to go[J]. Surg Today, 2020, 50(10):1117-1125. DOI:10.1007/s00595-020-02028-0.

[32] Wente MN, Bassi C, Dervenis C, et al. Delayed gastric emptying (DGE) after pancreatic surgery: a suggested definition by the International Study Group of Pancreatic Surgery (ISGPS)[J]. Surgery, 2007, 142(5):761-768. DOI:10.1016/j.surg.2007.05.005.

[33] Cui J, Qin S, Zhou Y, et al. Irinotecan hydrochloride liposome HR070803 in combination with 5-fluorouracil and leucovorin in locally advanced or metastatic pancreatic ductal adenocarcinoma following prior gemcitabine-based therapy (PAN-HEROIC-1): a phase 3 trial[J].

Signal Transduct Target Ther, 2024, 9(1):248. DOI:10.1038/s41392-024-01948-4.

[34] Bockorny B, Macarulla T, Semenisty V, et al. Motixafortide and Pembrolizumab Combined to Nanoliposomal Irinotecan, Fluorouracil, and Folinic Acid in Metastatic Pancreatic Cancer: The COMBAT/KEYNOTE-202 Trial[J]. Clin Cancer Res, 2021, 27(18):5020-5027. DOI:10.1158/1078-0432.CCR-21-0929.

[35] Harris S. Hyperinsulinism and dysinsulinism[J]. JAMA, 1924, 83:729-733.

[36] Wilder RM, Allan FN, Power MH, et al. Carcinoma of the islands of the pancreas[J]. JAMA, 1927. 89:348-355.

[37] Howland G, Campbell WR, Malthby EJ, et al. Dysinsulinism: Convulsions and coma due to islet cell tumor of pancreas, with operation and cure[J]. JAMA, 1929, 93:674-679.

[38] Vortmeyer AO, Huang S, Lubensky I, et al. Non-islet origin of pancreatic islet cell tumors[J]. J Clin Endocrinol Metab, 2004, 89:1934-1938. DOI:10.1210/jc.2003-031575.

[39] Minn AH, Kayton M, Lorang D, et al. Insulinomas and expression of an insulin splice variant[J]. Lancet 2004; 363:363-367. DOI:10.1016/S0140-6736(04)15438-X.

[40] Service FJ, McMahon MM, O'Brien PC, Ballard DJ. Functioninginsulinoma—incidence, recurrence, and long-term survival of patients: a 60-year study[J]. Mayo Clin Proc,1991, 66:711.

[41] Zollinger RM, Ellison EH. Primary peptic ulcerations of the jejunum associated with islet cell tumors of the pancreas[J]. Ann Surg, 1955, 142:709-728.

[42] Yu PF, Hu ZH, Wang XB, Guo JM, Cheng XD, Zhang YL, Xu Q.

Solid pseudopapillary tumor of the pancreas: a review of 553 cases in Chinese literature[J]. World J Gastroenterol, 2010, 16(10):1209-1214. DOI:10.3748/wjg.v16.i10.1209.

[43] Mazzarella G, Muttillo EM, Coletta D, et al. Solid pseudopapillary tumor of the pancreas: A systematic review of clinical, surgical and oncological characteristics of 1384 patients underwent pancreatic surgery[J]. Hepatobiliary Pancreat Dis Int. 2024, 23(4):331-338. DOI:10.1016/j.hbpd.2023.05.004.

[44] DiMaio CJ. Current Guideline Controversies in the Management of Pancreatic Cystic Neoplasms[J]. Gastrointest Endosc Clin N Am, 2018, 28(4):529-547. DOI:10.1016/j.giec.2018.05.005.

[45] Ohno E, Balduzzi A, Hijioka S, et al. Association of high-risk stigmata and worrisome features with advanced neoplasia in intraductal papillary mucinous neoplasms (IPMN): A systematic review[J]. Pancreatology, 2024, 24(1):48-61. DOI:10.1016/j.pan.2023.12.002.

[46] Yang X, Yao L, Dai L, et al. Alcohol predisposes obese mice to acute pancreatitis via adipose triglyceride lipase-dependent visceral adipocyte lipolysis[J]. Gut, 2023, 72:212-214. DOI:10.1136/gutjnl-2022-326958

[47] Daviet R, Aydogan G, Jagannathan K, et al. Associations between alcohol consumption and gray and white matter volumes in the UK Biobank[J]. Nat Commun, 2022,13(1):1175. DOI:10.1038/s41467-022-28735-5.

[48] Wu WK, Cho CH. The pharmacological actions of nicotine on the gastrointestinal tract[J]. J Pharmacol Sci, 2004, 94(4):348-58. DOI:10.1254/jphs.94.348.

[49] Maity P, Biswas K, Roy S, et al. Smoking and the pathogenesis of gastroduodenal ulcer—recent mechanistic update[J]. Mol Cell

Biochem, 2003, 253(1-2):329-338. DOI:10.1023/a:1026040723669.

[50] Yadav D, Whitcomb DC. The role of alcohol and smoking in pancreatitis[J]. Nat Rev Gastroenterol Hepatol, 2010, 7(3):131-145. DOI:10.1038/nrgastro.2010.6.

[51] Yadav D, Lowenfels AB. The epidemiology of pancreatitis and pancreatic cancer[J]. Gastroenterology, 2013 , 144(6):1252-1261. DOI:10.1053/j.gastro.2013.01.068.

[52] Pestoni G, Riedl A, Breuninger TA, et al. Association between dietary patterns and prediabetes, undetected diabetes or clinically diagnosed diabetes: results from the KORA FF4 study[J]. Eur J Nutr, 2021, 60(5):2331-2341. DOI:10.1007/s00394-020-02416-9.

[53] Locatelli CAA, Mulvihill EE. Islet Health, Hormone Secretion, and Insulin Responsivity with Low-Carbohydrate Feeding in Diabetes[J]. Metabolites, 2020, 10(11):455. DOI:10.3390/metabo10110455.

[54] Stewart WA, Gordon K, Camfield P. Acute pancreatitis causing death in a child on the ketogenic diet[J]. J Child Neurol, 2001, 16(9):682. DOI:10.1177/088307380101600910.

[55] Wei SJ, Schell JR, Chocron ES, et al. Ketogenic diet induces p53-dependent cellular senescence in multiple organs[J]. Sci Adv, 2024, 10(20):eado1463. DOI:10.1126/sciadv.ado1463.

[56] Pedrosa MR, Franco DR, Gieremek HW, et al. GLP-1 Agonist to Treat Obesity and Prevent Cardiovascular Disease: What Have We Achieved so Far[J]? Curr Atheroscler Rep, 2022, 24(11):867-884. DOI:10.1007/s11883-022-01062-2.

[57] Wilding JPH, Batterham RL, Calanna S, et al. Once-Weekly Semaglutide in Adults with Overweight or Obesity[J]. N Engl J Med, 2021,384(11):989-1002. DOI:10.1056/NEJMoa2032183.

[58] Able, C., Liao, B., Saffati, G. et al. Prescribing semaglutide for weight loss in non-diabetic, obese patients is associated with an increased risk of erectile dysfunction: a TriNetX database study[J]. Int J Impot Res,Published online May 22, 2024. DOI:10.1038/s41443-024-00895-6.